I0246481

www.ingramcontent.com/pod-product-compliance
Lightning Source LLC
Chambersburg PA
CBHW031209020426
42333CB00013B/867
* 9 7 8 1 7 7 8 9 2 2 4 7 3 *

چای هل‌دار

نورا

سریال کتاب: P۲۵۴۵۲۴۰۲۵۵
عنوان: چای هل‌دار
زیرنویس عنوان: روایت تجربه زندگی از نگاه نورا،
نویسنده: نورا (زهرا) محمدیون
ویراستار: هانیه چوپانی
صفحه‌آرایی: نرگس تاج‌الدینی
طراح جلد و طراحی کاراکتر توی جلد: نورا (زهرا) محمدیون
عکاس پرتره جلد: شمین ذهبیون
شابک: ISBN: ۹۷۸-۱-۷۷۸۹۲-۲۴۷-۳
موضوع: زندگی‌نامه، خودیاری، بحران‌های زندگی
مشخصات کتاب: قطع رقعی، جلد مقوایی
تعداد صفحات: ۱۱۰
تاریخ نشر ادیشن فارسی: جون ۲۰۲۵
انتشارات در کانادا: انتشارات بین‌المللی کیدزوکادو

هر گونه کپی و استفاده غیرقانونی شامل پیگرد قانونی است.
تمامی حقوق چاپ و انتشار در خارج از کشور ایران محفوظ و متعلق به انتشارات و صاحب اثر می‌باشد.

Copyright @ kidsocado Copyright©2025
All Rights Reserved, including the right of production in whole or in part in any form.

KIDSOCADO PUBLISHING HOUSE
VANCOUVER, CANADA

تلفن: ۱+ (۸۲۳) ۳۳۳ ۷۲۴۸
واتس آپ: ۱+ (۲۳۶) ۳۳۳ ۷۲۴۸
ایمیل: info@kidsocado.com
وب‌سایت: https://www.kidsocado.com

همیشه دوست دارم باعث افتخاره کسانی باشم که

عاشق من هستند.

پس این کتاب رو تقدیم می‌کنم به :

خودم وخدای خودم که

چای هل‌دار سند درخشانی از ایمان من به اوست.

و تقدیم می‌کنم به ماه منیرم مامان نازنینم

که همیشه مشوق ما برای نوشتن کتاب هست و

شاد کردن دل او دلیل اصلی شد

که بشینم و بنویسم و به نتیجه برسونم.

و تقدیم به خانواده قشنگم

که من اون‌ها رو نویسنده‌های چیره دست اما گمنام می‌نامم.

امیدوارم این کتاب انگیزه‌ای باشه برای اون‌ها و

حتی شما دوست عزیز که هر چه زودتر و بهتر

داستان‌های خودتون رو به شکل کتاب بعدی به انتشار برسونید.

دوستدار شما نورا

درباره نویسنده:

زهرا (نورا) محمدیون، فرزند چهارم و آخر یک خانواده شش نفری که پدر و مادر هردو معلم بودند، در گنبدکاووس شهری در شمال شرق نقشه ایران زیبا به دنیا آمد. او سال‌های رشد و تحصیل خود در رشته‌های مختلف هنری را درمشهد، گرگان، قم، تبریز، تهران گذراند و سال‌هاست که به عنوان سفیر افتخاری خانواده "اس ام ای" در ایران و ترکیه فعالیت می‌کند. نورا در مِی ۲۰۲۳ با درجه ممتاز فارغ‌التحصیل شد و در سال ۲۰۲۴ با دوچالش غیرقابل منتظره روبرو شد. او انسانی شوخ‌طبع با روحی سرشار از عشق، خلاقیت و جسارت است که تعریف و تصویر جدیدی از ایمان و استقامت و تاب‌آوری ایجاده کرده است. نورا نه تنها در نویسندگی بلکه در هنر و طراحی گرافیک

حرف‌هایی برای گفتن دارد؛ کافیست یکبار او را دید تا اشتیاقش به زندگی رو حس کنید او با همین عشقی که به زندگی در وجودش موج می‌زند، آثار هنری بی‌نظیری خلق می‌کند، همچنین در برگزاری رویدادهای فرهنگی و اجتماعی در ونکوور خیلی موفق ظاهر شده است و همواره در پی ایجاد فضاهایی دوستانه برای گفتگو، رشد، اتحاد، افزایش همدلی و فعالیت‌های گروهی روح افزا است؛ کتاب "چای‌هل‌دار" قصه‌ی عبور نورا از تاریکی‌های غیرمنتظره زندگی هست. با قدرت ایمانی که در دل سختی‌ها شکفته و راهنمای او شد. صفحه‌به‌صفحه‌ی این کتاب، پژواکی از صدای قلبی است که همواره به پاسداشت امید، عشق به پروردگار و هستی و جشن گرفتن زیبایی‌هایش می‌تپد. تحمل "زنده‌گی!" هرگز همیشه آسون نبوده اما من باور دارم هنوز زیبایی‌های بسیاری هم داره که ارزشش رو داره بخاطر دیدن اون‌ها ادامه بدی. برای من شوق دیدار دوباره وطنم ایران و سفر با خانواده‌ام و جشن گرفتن موهبت دوباره زندگی اون انگیزه زیبا شد برای ادامه دادن. به امید اون روز بقول سهراب عزیزم تا شقایق هست **زنده‌گی** باید کرد.

ولی می‌دونی چیه؟ من به این نتیجه رسیدم که زندگی همیشه آنقدرم لطیف نیست. تاجایی که حتی احتمالاً داره به هر دلیلی شقایق‌ها هم مثل هزار چیز دیگه که روزی بهش امید داشتیم و از دست رفتن (مثل یوزپلنگ قشنگمون پیروز که از دست رفت) منقرض بشن، پس، بهتره واقع‌بین باشیم و بگیم اصلاً تا وقتی چرخ گردون می‌چرخه، زندگی ادامه داره و زندگی رو باید ساخت.

می‌دونم سخته‌ها اما شدنیه. :)

به نام خدای بخشنده مهربان

در نوشتن قدرت شگفت‌انگیزی وجود داره؛ انگار در کلاس درس هستی، که هم شاگردش و هم استادش خودتی. گاهی حرف‌هایی می‌زنی که باعث می‌شه خودتم کِیف کنی از شاگردی‌ای که کردی، چون دَرسِت رو خوب یاد گرفتی و قدرت خوبی برای انتقالش داری. روزی که تصمیم گرفتم داستانم رو بنویسم. احساسی درونی بهم می‌گفت که نگرش و شیوه‌ی کنار اومدنت با این همه پیشامدهای سنگین می‌تونه الهام‌بخش زندگی خیلی‌ها باشه؛ تو سرم یه صدایی مطمئن گفت می‌نویسمش و دستام رو گذاشتم روی صفحه کلید و شروع کردم. ازون چیزی که فکر می‌کردم سخت‌تر بود اصولاً انگار همیشه اینطوره که تو مسیر زندگی هرچی رفتیم جلوتر فکر کردیم زندگی

قراره آروم‌تر و آسون‌تر بشه؛ ولی تجربه، بارها و بارها به ما نشون داد، زندگی قرار نبوده انتظارهای طولانی برای آروم شدن طوفان باشه! زندگی بودن و پیش رفتنه حتی در بارونه....

من هم در بارون، با باد و طوفان رقصیدم و آنقدر صبر کردن رو تمرین کردم که شدم رنگین‌کمون بعد از بارون.

این کتاب توصیف بخشی از تجربه زندگی از پنجره نوراست که با امید، خویشتن دوستی و عشق به زندگی همراهه.

تقدیم می‌شه به تو همراه عزیزم که به طرزی تماشایی در حال مراقبت از شمع وجودت هستی.

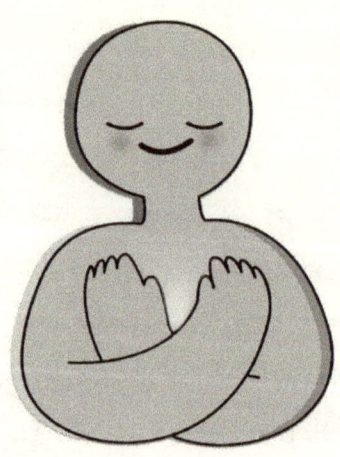

اما قصه از کجا شروع شد؟

از گل و باغ و جوونه، از یه نورا که داشت ورزش می‌کرد عاشقونه...
حقیقتاً همینطوری شروع شد، روزهای خوب نزدیک بهار در ایران بود و من در ونکوور، در ماه زیبای فوریه، رو ریتم تند زندگی، گیج و مبهوت پیش می‌رفتم. خونه‌ی خوبی داشتم. آفتابگیر و مهتابگیر نزدیک ساحل و استارباکس. شغلم درآمد خوبی داشت اما حالم توش خوب نبود. راستشو بگم داشتم تبدیل می‌شدم به اون نسخه که منتظر بودم ساعت‌هام پر بشه تا دور بشم از اون خاک غریب و برم و بِدَوَم و درختارو بغل کنم و خستگی و دلتنگی رو کمرنگ. یادم می‌آد اکثر شب‌ها تو رختخواب گریه می‌کردم و الان که دقت می‌کنم خیلی برام قابل توجهه که آنهمه غرق روزمرگی سمی شده بودم و اصلاً حواسم نبود که این گریه کردن‌ها شده بود روتین زندگیم، ولی این روتین و این زندگی چقدر شبیه اون زندگی بود که من بهش فکر می‌کردم و براش برنامه داشتم و در تلاش بودم؟

دقیق‌تر که نگاه کردم، نه تنها نزدیک نبود بلکه با سرعت عجیبی در حال دورتر شدن هم بودم و این اصلاً خوب نبود.

البته یادم هم نمی‌ره که توی همین دنیای گیجی که درست کرده بودم، هر روز موهبت‌های فراوونی هم تجربه می‌کردم، تنهایی‌های طولانی که من رو به سمت دوستی بیشتر با خودم و روحم و بدنم سوق می‌داد و با همین نزدیکی بیشتر به خودم و هوش سلولی بالای بدنم تونستم تو ماجرایی که در ادامه براتون تعریف می‌کنم بازی زندگی رو عوض کنم.

از درد کوچک تا هشیاری بزرگ

یه شنبه‌ی آخر هفته که داشتم ورزش‌های کششی بعد از دویدنم رو انجام می‌دادم، توی هوای آفتابی مطلوب، توی قلب طبیعت ونکوور زیبا درد آزاردهنده‌ای رو توی سینه راستم احساس کردم و تکرار این درد در روزها و یکی دو هفته بعدش منو به کلینیک اورژانسی کشوند. جایی که دکترش بعد از پرسیدن چند تا سؤال عمومی مثل الکل می‌خوری؟ سیگار می‌کشی؟ و معاینه‌ی تنفس و قلب و یه معاینه‌ی چشمی گفت این درد چیز نگران کننده‌ای نیست و اون چیز کوچولوی دردناک توی سینه‌ات جزئی از بافت سینه‌ی همه‌ی آدم‌هاست، حساس نباش و برو خونه.

اما من مطمئن بودم به هوش سلولی بدن خودم و پر از شک به تشخیص این آقای دکتر و حسی درونم می‌گفت اینطور نمی‌شه. بهش اصرار کردم که منو بهتر معاینه کنه یا برای ماموگرافی و بررسی بهتر منو بفرسته پیش یه پزشک و بیمارستان دیگه. اولش می‌گفت که نه هیچی نیست، ولی بعدش با اصرارهای فراوون من اسم یک دکتر دیگه رو بهم داد. این شد که من دو هفته بعد از اولین ویزیت دکتر خودم رو روی تخت سونوگرافی بیمارستان در نورث‌ون دیدم. توی یک اتاق سرد و تقریباً تاریک خانم دکتر مهربونی که صدای ملایمی داشت در حال صحبت با من و پرسیدن سؤال‌هایی مثل چندسالته؟سبک زندگیت چطوره؟ مدام تصاویر مختلفی رو از اون نقطه‌ی دردمند در سینه‌ام می‌گرفت. بعدش بهم گفت بله مثل اینکه خبرهایی هست توی سینه‌ات و زیر بغلم رو هم سونو کرد و به من گفت که می‌خواد نظر همکارش رو هم بدونه؛ این شد که رفت بیرون تا همکار متخصص

دیگرش رو صدا بزنه و من رو در این اتاق نچسب با فکر و خیال فراوون تنها گذاشت. درازکش رو تخت سرد با پتویی که بود و نبودش خیلی هم فرق نمی‌کرد، یک چشمم به مانیتور دوخته شده بود؛ یک مجموعه‌ی ۳۲ تایی عکس کنار هم بود و اعداد و ارقامی که هر چی بیشتر نگاهشون می‌کردم کمتر متوجه می‌شدم چی به چیه؟ تو همین تلاش‌ها بودم که دو خانم دکتر وارد اتاق شدند و شروع کردن تحلیل عکس‌ها، همه‌ی گفتگوشون رو متوجه شدم جز چند تا اصطلاح نامفهموم پزشکی که برای بار اول بود می‌شنیدمشون. ولی اینو مطمئن بودم هر دو بر سر این موضوع توافق دارند که باید از اون چیز کوچولو نمونه‌برداری بشه و بعد بررسی تصاویر، با هم تصمیم گرفتن که من رو بفرستند برای بایوپسی. هیچ تجربه‌ای نداشتم که اصلاً بایوپسی چی هست. حتی اسمشو برای اولین بار بود که می‌شنیدم. از دکتر خواستم هجی کنه برام، سریع گوگل کردم و نوشته بود: «نمونه برداری با سوزن از توده‌های مشکوک، بعدش می‌فرستن پاتولوژی ببینن جنس توده چیه و...» عکس‌هایی از بایوپسی استخوان هم دیدم، دیگه خیلی ترسیدم، نمی‌دونستم دقیقاً قراره برای من در چه سطحی بایوپسی انجام بشه، از خانم دکترم پرسیدم: «چطور خواهد بود؟ آیا درد داره؟» گفت: «خوشبختانه از استخونت نیست و دردش هم قابل تحمله.»

به شوخی گفتم: «قابل تحمل برای کی؟» و خندیدیم و گفت: «هر چی باشه نورا، باید انجام بدی چون به نظر میاد این توده‌های خیلی کوچولو دارن تو بدنت پخش می‌شن و خب باید زودتر متوجه بشیم ببینیم جنسشون چیه و در صورت نیاز به درمان یا جراحی زودتر انجام بدیمش برات.» تو چشماش

قاطعیتی بود که قبول کردم از این مهمان مهاجم در بدنم نمونه‌برداری کنند، پس درجا از اون تخت بلند شدم و در یک اتاق جراحی نقلی که نور بهتری داشت روی تخت جدید خوابیدم. دو تا پرستار اومدن سلام کردیم به هم و کمکم کردن که لباسمو عوض کنم. دقیقاً مثل یک جراحی حرفه‌ای روی سینه‌ی راستم و زیر بغلم رو ضدعفونی کردن، حس تبخیر شدن الکل روی پوستم احساس سرد نامطلوبی بهم می‌داد. بدنم یخ کرده بود و نفسم تنگ بود، ماسک رو از روی صورتم برداشتم و نفس عمیقی کشیدم، در همین لحظه دکتر جدیدی وارد اتاق شد. یک مرد میانسال تنومند با چشمانی آبی و گیرا و صدایی مهربان: «سلام نورا، حالت چطوره عزیزم؟ من مایکل هستم و قراره چند نمونه از توده توی سینه‌ات بردارم. چند سالته؟»

بهت‌زده بودم و بدنم حسابی منقبض بودم، کلی فکرای عجیب تو سرم بود می‌خواستم بزنم تو شوخی و ازش این سؤال بی‌مزه رو بپرسم که چند بهم میاد؟ اما نپرسیدم، سعی کردم خودمو آروم کنم و با یک لبخند جواب دادم: «۳۵» و گفت: «واقعاً؟ خیلی جوان‌تر به نظر میای.» گفتم: «بله و این شده چالش روزانه‌ی من که مدام باید هی کارت شناساییم رو بیرون بیارم تا سن و ملیت رو به آدمهایی که براشون سؤاله ثابت کنم. چون هیچ‌کسی باور نمی‌کنه من ۳۵ ساله‌ام و تازه هیچ‌کسی هم باور نمی‌کنه من ایرانی‌ام و بیشتر بهم می‌گن چهره‌ی اروپایی و انرژی لاتین‌هارو داری.» با صدای بلند خندید و گفت: «چه ترکیب بامزه‌ای!» اینم اضافه کرد: «منم می‌تونم اعتراف کنم که انرژیت عالیه نورا، حتماً نمونه‌برداری رو زود تموم می‌کنیم. آماده‌ای؟»

با لحن صدای خش‌دار دیالوگ یه فیلم گفتم:

«من آماده به دنیا اومدم، I WAS BORN READY» و بازم خندید و دستش بالا آورد که بزنم قدش. چه دستای بزرگ و گرمی داشت و انرژی پدرانه‌ای همراهش بود. گفت: «بیا شروع کنیم.» با حرکت سرم تأیید دادم. اما نمی‌دونستم این انرژی بالا و سرخوشی در لحظاتی بعد قراره تبدیل بشه به اشک از سر درد و آه.

دارم با خودم فکر می‌کنم شاید لازم باشه توضیح بدم که این روش من برای برقراری ارتباط و واکنش دفاعی من برای محافظت از احساسامه، اینطور که می‌زنم به در شوخی و خنده، حالا در ادامه بیشتر خواهید دید. عملیات بایوپسی تحت نظر یک تیم بود؛ سه پرستار و یه دکتر، و همونطور که اول حس کرده بودم دقیقاً یک جراحی بود بدون بیهوشی با درد و خونریزی و بیشتر از اونی که فکر می‌کردیم طول کشید. نمونه‌گیری اول راحت‌تر از نمونه‌گیری‌های بعدی انجام شد. وقتی داشت از زیر بغلم نمونه می‌گرفت، درد عجیبی رو تجربه می‌کردم، انگار یکی داره با یه چاقوی تیز به مرکز رگ و ریشه‌ات ضربه می‌زنه. وقتی این درد طولانی شد دیگه از دکتر خواهش کردم تمومش کنه، در تمام طول کار صورتم رو رو به طرف دیگه‌ای کرده بودم، نگاهش نمی‌کردم، ولی بعد از تکرار این درد نفس‌گیر نگاهش کردم و با نگاهی ملتمسانه دستشو گرفتم، گفتم: «دکتر التماست می‌کنم تمومش کن».

تجربه‌ی حس حضور نور

دکتر مایکل کلافه شده بود. اولش به من گفته بود که ده تا پانزده دقیقه طول می‌کشه، ولی تا این لحظه نزدیک چهل دقیقه زیر دستش بودم و از چهار جا سوزن بایوپسی وارد بدنم شده بود. دکتر مایکل ازم خواست: «نورا، لطفاً، اصلاً، تکون نخور، این نقطه خیلی حساسه، نمی‌خوام گمش کنم.» چاره‌ای نداشتم، گفتم چشم و اشکام جاری شد. دلم می‌خواست یکی از پرستارا اونجا بود که دستم رو می‌گرفت. حس تنهایی و تحمل این درد لحظات سختی رو جلو روم گذاشته بود و راهی نداشتم جز گفتن چشم و دست چپم رو مشت کردم؛ که ناگهان انرژی نامریی با گرمای مطلوبی برای چند ثانیه حواسم رو جمع کرد به خودش. احساس کردم خدا اومد کنار تختم و در این لحظه بیشتر از هر وقت دیگه تونستم حسش کنم. دستم رو محکم‌تر مشت کردم و نفس عمیقی کشیدم و چشمامو بستم. عجیب بود که هیچ تصویری جز حس حضورش تو ذهنم پایدار نموند و من این حس ناب رو می‌پرستیدم.

با همه‌ی این بالا و پایین‌ها، به هر طریقی که می‌شد، بایوپسی انجام شد و دکتر مایکل با دستانی کم و بیش خونی از من خداحافظی کرد. دو پرستار برای بانداژ محل نمونه‌برداری اومدن و یکی‌شون که به نظرم آسیایی بود، کمکم کرد بشینم و بهم گفت: «می‌دونم چالش بزرگی برات بود، چقدر درد داری؟ آبمیوه یا کوکی می‌خوای برات بیارم؟» چشمام هنوز خیس اشک بود. گفتم: «خیلی درد دارم. می‌شه دستمو بگیری؟» عمیقاً دلم می‌خواست

که بغلم کنه، ولی چیزی نگفتم. بالاتنه‌ام رو برام بانداژ و چسب‌کاری کردن و یک گان جدید تنم کردن و گفتن: «برو به سمت اتاق ماموگرافی.»

راه رفتنم دیگه عادی نبود. خم شده به سمت راست خودمو بغل کرده بودم و دنبال علامت اتاق مامو می‌گشتم که تکنسین ماموگرافی اسمم رو از روی پرونده‌ای که دستش بود صدا کرد. یک زن با انرژی بی‌نظیر وقتی دید دارم از درد به خودم می‌پیچم اومد سمت من و گفت: «سلام نورا، من دکتر جکلِین هستم و قراره باهم از سینه‌ت عکس بگیریم.» وقتی دید خیلی دردمند و تنهام شروع کرد به دلداری دادن و می‌گفت: «نورا، من می‌دونم چقدر شجاعت می‌خواد همه این کارا رو تو یک روز انجام بدی، بهت افتخار می‌کنم و می‌دونم نتیجه این آزمایش‌ها هر چی باشه، تو راحت از پسش برمیای.» اینو وقتی زل زده بود تو چشمام می‌گفت. خسته و کلافه بودم، ازش تشکر کردم و خیلی دلم می‌خواست بغلش کنم، اما نکردم.

بعد از یکسال حالا که در انجام تست‌های پزشکی با تجربه‌ام، اعتراف می‌کنم که ماموگرافی کم‌دردترین آزمایش پزشکی من حساب می‌شد. نه آمپولی، نه رادیواکتیوی و نه آزمایش خونی؛ فقط یکم فشار که اونم قابل تحمل بود. عکس‌های لازم رو گرفت. در طول کار سعی می‌کرد منو بخندونه؛ چقدر منو یاد خودم می‌انداخت. بعد از ۳۰ دقیقه کار ما با هم تموم شد. ازش تشکر کردم و گفتم: «ممنونم که پر از احساس خوبی هستی و این رو ابراز می‌کنی، و امیدوارم دیگه هرگز اینجا نبینمت.» خنده بلندی کرد و گفت: «تو خودت سرشار از انرژی هستی و مطمئنم هر چی باشه از پسش برمیای.» از هم خداحافظی کردیم و در اتاق رو بستم و رفتم که رفتم.

با خودم فکر می‌کردم: «چه روز پرماجرایی!»

در عرض سه ساعت، سه تست مهم پزشکی رو دادم، از سه چهار نقطه بایوپسی شدم. بعدش هم با یک کمپرس یخ روی سینه که دردش رو بارها بیشتر می‌کرد و یه بسته قرص مسکن و چشمای پر از اشک و دل شکسته نشستم تو ایستگاه اتوبوس. بهت زده بودم. شکه بودم. اصلاً آماده حمل این حجم از اتفاقات نبودم. با وجود اینکه دکتر و پرستارام توصیه کرده بودن که برو خونه و خوب استراحت کن، اما باورم نمی‌شد که ترس از دست دادن حقوق اون روزم دوباره منو کشوند سر کار و اتفاقاً چه روز شلوغی هم بود.

ولی از تو خواهش می‌کنم اگر در شرایط مشابه من قرار گرفتی، همیشه مراقبت از خودت رو بذار اولویت پول می‌آد و می‌ره؛ اما مهم‌ترین مسؤلیت ما مراقبت از خودمونه نه از کسب و کارای دیگران. باشه؟ مرسی

نور در سایه‌ی سرگردانی

تا سه هفته بعد از بایوپسی همچنان درد همراه من بود. کار جدیدم رو شروع کرده بودم و حسابی مشغول بودم. در یک جلسه مهم، یه شماره جدید بهم زنگ زد؛ یک خانم دکتر جدید بود و گفت: «باید همو ببینیم و حتماً با یکی از دوستان نزدیکت بیا.» گفتم چشم، اما منظورم عمراً بود. با خودم فکر می‌کردم آخه تو این دوره زمونه هرکی یه سر داره و صد سودا، اصلاً دوست ندارم دیگری رو درگیر مسائلم کنم.

القصه مرخصی گرفتم و مستقیم رفتم مطب دکتر که خانم هندی جوانی بود و خودش رو تاران معرفی کرد. ایشون از همه لحاظ فیزیکی معاینه کرد

و بعدش گفت: «لطفاً بشین نورا.» نشستم، نفس عمیقی کشید و گفت: «بسیار خوب، نورا، علیرغم اینکه در این معاینه همه چیز خوب و بدنت به نظر سلامت میاد و نرماله، آزمایشاتی که هفته پیش انجام دادی خبرهای خوبی برات نداره. نمونه‌برداری‌ها نشون می‌ده که در بدنت سلول‌های سرطانی با سرعت زیادی در حال تکثیر هستند، یک سرطان مهاجم که به قسمت‌های دیگه بدنت هم سرایت کرده و داره پیش می‌ره و تو باید هر چه زودتر درمان جدی رو شروع کنی.» وقتی برام این‌ها رو می‌گفت، چیزی جز ترس تو چشم‌هاش نمی‌دیدم. سعی می‌کرد مسلط باشه، اما تقریباً با تته پته حرف می‌زد. در حالیکه با سکون عجیبی نگاهش می‌کردم، پرسیدم: «این مدل سرطان که ازش می‌گی درمان داره دیگه، درسته؟ درمانش چطور خواهد بود؟»

جواب داد: «راه‌های مختلفی هست، باید ببینیم کدوم مناسبه شرایط تو هستش» و ادامه داد به توضیح دادن بیشتر. داشتم بهش گوش می‌دادم اما نمی‌شنیدمش. هر تصویری که بگی از ذهن من رد شد جز تصویر خودم. به خانوادم فکر کردم، به کارهایی که برای انجام دادن دارم و مطمئن بودم این تهش نیست.

ازم پرسید: «نورا حالت خوبه؟ می‌خوای زنگ بزنیم یکی از دوستانت بیاد دنبالت؟ تو نباید تنها باشی الان.» بهش گفتم: «نه، ممنونم، می‌شه یک کپی از نتایج آزمایش‌هام داشته باشم؟»

جواب داد: «البته، البته» و منو در بُهت نسبی ترک کرد تا برام کپی بیاره. تو این لحظه داشتم به این فکر می‌کردم که چقدر این اتاق درمان شبیه

زندونه و نچسبه. من اگه جای اونا بودم همچین خبرهایی رو توی اتاق پرنور بهتری می‌دادم به مراجعه کننده‌ام، چون معتقدم فضا بی‌نهایت تأثیر داره و صرف نظر از شدت وخامت نتیجه با حس بهتری درباره درمان حرف می‌زدم. ولی خب این نظر منه و شاید در این لحظه کم اهمیت‌ترین باشه. یک دانشجوی پرستاری هم در تمام مدت کنار ما بود و گزارش ثبت می‌کرد. نگاه‌هاش خیلی مهربون بود؛ بهم گفت: «نورا، تو خیلی جوونی و امیدوارم سبک سلامت زندگی که داری بهت کمک کنه زود بهبود پیدا کنی.» گفتم: «حتماً همینطوره». خیلی دلم می‌خواست بغلش کنم، اما نکردم. ازشون تشکر کردم و مطب رو ترک کردم.

آفتاب قشنگی به خیابون می‌تابید. مطب دکتر خیلی نزدیک بود، ۵ دقیقه پیاده روی فاصله داشت تا خونه‌ی آفتاب و مهتاب گیرم. وقتی رسیدم خونه گیج بودم. حالم برای حمل یک بیماری کشنده پیشرفته زیادی خوب بود. تصویر خانواد‌م از جلو چشمم رد نمی‌شد. نشستم روی کاناپه اتاقم و دیدم اشکام سرازیر شد. برای چند لحظه مسیری که تا الان طی کردم، اومد جلو چشمم. نمی‌خواستم برم تو فکر و خیال. بلند شدم و رفتم سراغ لپ‌تاپم و اسپیکر و آهنگ گذاشتم و رقصیدم و اشک‌ها ریختم (چی به من می‌گذشت و قرار بود بگذره، واقعاً خدا می‌دونه).

از کمی قبل‌تر

گاهی به این فکر می‌کردم از سپتامبر ۲۰۲۲ وقتی با ویزای تحصیلی وارد خاک کانادا شدم، نسبت به اینجا حس متفاوتی نداشتم. قبل از اینم سفرهای زیاد کرده بودم و به این ایمان رسیده بودم که هرکجا که باشم، زندگی از من حمایت می‌کنه؛ در دو سال اول زندگی در این کشور نو و شهر زیبای ونکوور که همزمان انقلابی نو در ایران بپا شده بود؛ دوری از وطن و دیدن درد هم‌وطن به روان خسته‌ام چنگ می‌زد. براساس واکنش دفاعی همیشگی ذهنم، خودم و زندگی رو با مشغول کردن به شغل‌های متنوع به پیش می‌بردم؛ شایدم به پس، کی می‌دونه!

دقیقاً برای مدت یک سال تحصیلم خوابگاه بودم و تونسته بودم سه شغل پیدا کنم که یکی‌شو خیلی دوست داشتم و اون یکی رو تحمل می‌کردم و یک کار داوطلبانه که عاشقش بودم پیدا کرده بودم. در زمان‌های خالی بین این سه حسابی درس می‌خوندم و تقریباً شاگرد محبوب اساتیدم در کلاس‌های مختلف بودم.

برای انجام شغلی که اغلب تحملش می‌کردم، صبح‌ها ساعت ۴ صبح بیدار می‌شدم تا قبل از ۷ صبح تمومش می‌کردم و بعدش صبحانه و بعدش کار دومم که دوسش داشتم، که در یک فست‌فود سوشال مدیا مارکتینگ می‌کردم تا ۴ عصر؛ بعدش بدو بدو کتابخونه، نوشتن مشق. و ۶ عصر تا ۹ شب کلاس دانشگاه و گاهی که جونی باقی می‌موند، می‌رفتم ورزش؛ آنقدر خودمو خسته می‌کردم که وقتی می‌رسیدم خونه، به هیچی فکر نکنم جز خواب عمیق.

تو این اوضاع و سرشلوغی‌ها، سه روز در هفته داوطلبانه شغلی که عاشقش بودم رو انجام می‌دادم؛ تسهیل‌گر دانشجویان بین‌الملل. پشتکار و سخت‌کوشی و انرژی مثبتی که همیشه داشتم باعث شده بود خیلی زودتر از تصور خیلی‌ها تو دانشگاه جا بیفتم و از همون ابتدا شروع کرده بودم به کمک کردن به دانشجوهای دانشگاه و تجربیاتمو با بچه‌ها به اشتراک می‌ذاشتم و راهنماییشون می‌کردم که کار پیدا کنند و خدمات دانشگاه برای زندگی بهتر رو بهشون معرفی می‌کردم؛ شوقی که برای خدمت به زندگی داشتم از وجودم جاری بود و این حس خوب رو همه دریافت می‌کردند که نورا عاشق کمک کردنه و همین شوق همیشه کارساز بود. این بار هم دانشگاه به من پیشنهاد شغلی پاره‌وقت رو داد و من هم قبولش کردم و با شروع سال ۲۰۲۳ میلادی دفتر کارم در قلب کمپس زیبای لنگلی رو تحویل گرفتم و بطور رسمی‌تری شروع کردیم به درخشیدن. مثل خیلی از دانشگاه‌های کانادا، دانشگاه ما هم دانشجویان فراوان از ملیت‌های مختلف داشت؛ از معاشرت با این تنوع فرهنگی وکمک یا ارزشی که می‌تونستم اضافه کنم کِیف می‌کردم در نتیجه مشتاق یادگیری بیشتر بودم. من خوب می‌دونستم چکاره‌ام و چطور می‌تونم مفید واقع بشم.

این عامل در کنار عشق به زندگی و شادی در کنار هم باعث شد ایونت‌های با کیفیت و قشنگی برای معرفی فرهنگ‌هامون برگزار کنم و همه این کارها رو داوطلبانه می‌کردم. همه حیرت زده بودن از حجم کارهایی که می‌کردم؛ اینطور شده بود که هرچقدر هم سر شلوغ بودم، باز یک فضا برای انجام کارهای داوطلبانه باز می‌کردم. در همه این ایونت‌های فرهنگی از رئیس

دانشگاه تا پدر روحانی‌مون و اکثر کارمندها رو دعوت می‌کردم و شرکت در این برنامه‌ها که فرهنگ‌های مختلف رو معرفی می‌کرد، برای اون‌ها هم تازگی داشت، پس با علاقه فراوان می‌اومدن و کیف می‌کردن و پیوندهای دوستی ما عمیق‌تر می‌شد.

با همین حجم از سرشلوغی ها، سال اول رو با تمام سختی‌هاش در آغوش دانشگاه محبوبم ترینیتی وسترن[۱] گذروندم. گاهی فکر می‌کنم این حجم از فعال بودن بخاطر فرار از سایه غم بزرگ دوری از وطن و دلتنگی بود که گاهی روی زندگیم می‌افتاد؛ ولی بعد از گذر از همه این‌ها، یعنی بعد از فارغ‌التحصیلیم و گرفتن اجازه کار حس اینکه به یک ثبات نسبی در زندگی رسیدم رو داشتم تجربه می‌کردم؛ به مرکز شهر ونکوور نقل مکان کرده بودم و حقیقتاً لابه‌لای این همه پیشرفت ظاهری، روبرویی با سرطان سینه پیشرفته رو حتی تو خوابم هم نمی‌دیدم.

برگردیم به حالا که بعد از ملاقات دکترم و شنیدن و نشنیدن همه حرفاش، اصلاً مطمئن نبودم چطور قراره این روزهای پیش رو را بگذرونم؛ هیچ احساس و تصویری از اینکه چی پیش میاد نداشتم رسماً مغزم و ذهنم خالیِ خالی بود؛ ولی چیزی که پر واضح بود این بود که صحبت‌هاش درباره خیط بودن اوضاع سلامتیم رو خیلی جدی نگرفتم؛ چیزی که خوب یادمه این هست که این اتفاق یک تجربه است و این تصویر رو در ذهنم ایجاد کردم که من برای مدتی نامعلوم میزبان یک مهمان هستم که قراره تجربه‌ای متفاوت از زندگی رو بهم بده و تمرکزم رو روی شروع درمان جدی گذاشتم؛

---

۱ Trinity Western University

ولی اینم بود که نمی‌خواستم شیمی‌درمانی کنم چون نمی‌خواستم کچل بشم مخصوصاً بعد از ۱۰ سال زندگی با موهای کوتاه، تازه امسال تصمیم گرفته بودم مویی بلند کنم برای بافتن بسپارم به دستان مادرم که برطبق برنامه‌هام قرار بود نوروز ۱۴۰۴ ببینمش. ولی این برنامه من بود که گویا در این مقطع با برنامه‌ای که زندگی برای من داشت هیچ شباهتی نداشت. ولی خب چاره چی بود؟ هیچی!

فقط ادامه بده !

الان که تقریباً از اون روز یک سال گذشته. بیشتر که فکر می‌کنم متوجه می‌شم من با وجود ترسی که همه وجودم رو گرفته بود ازون ارتفاع خیلی زیاد که تهش معلوم نبود، پریدم؛ چشمام رو بستم و با پاهای لرزون پریدم؛ اما یک جورایی مطمئن بودم اوضاع اینطور نمی‌مونه و بال‌های من باز خواهد شد و من زمین و زیبایی‌هایش را دوباره ملاقات خواهم کرد.

شهامت زندگی در سایه

دیروز با دکتر متخصص آنکولوژی برای بار اول گفتگوی تلفنی داشتم که نتیجه‌ی صحبت‌هامون این شد که قاطعانه تصمیم گرفتم شیمی درمانی رو شروع کنم، بی‌خبر و بی‌اطمینان از همه جا با اعتماد به نیروی حمایتی زندگی مسیر درمان رو آغاز کردم؛ من فکر می‌کنم دقیقاً همینجا بود که ایمان من به کمک من اومد؛ از همون ب بسم الله شروع کردم قربون وضعیت سلامت جسم و روح و روانم رفتم که عاشقتم و به لطف خدا هرچیزی رو که برای خوب شدنش نیاز داشته باشم به وفور دریافت می‌کنم. و مطمئن بودم که جسمی و روحی هم همینطور خواهد شد.

اما یک واقعیت دیگه‌ام اینجا هست که لازمه براتون ازش پرده بردارم و اون اینکه دقیقاً کاملاً چسبیده به این فکرای مثبت، البته که افکار بد هم وجود داشت؛ چیزهایی مثل اینکه چرا من باید همچین بشم؟ اونم با سبک زندگی نابی و سلامتی که دارم بعد دیدم نههههه!!!

اصلاً حتی یک ثانیه موندن تو این فکرها هم می‌بره منو به قهقرا، به جایگاه یه بازنده، یه قربانی، چیزی که هرگز نمی‌خواستم باشم. ازین فکرای ناراحت

کننده که توش هی به خودت حق می‌دی که احساس بدبختی و تنهایی و بدشانسی کنی، هی می‌گی آره من خیلی گناه دارم. این انصاف نیست هیچکس منو نمی‌بینه، چرا باید آنقدر تنها باشم؟!! من اگه تو این اتاق بمیرم هیچ‌کسی صدامو نمی‌شنوه... این خیلی غم‌انگیزه که حس می‌کنم به اون همه چیزی که این همه براش تلاش کردم نمی‌رسم.... دنیا و زندگی بی‌ارزشترینه....و از این دست افکار.

ولی خب به این نتیجه هم رسیدم که زندگی هرگز منصفانه نبوده... و شاید نقش من همینجا اهمیت پیدا می‌کنه که ببرمش به اون سمتی که هرکسی احساس امنیت و انصاف بیشتری رو تجربه کنه.

بقول گاندی عزیزم "تغییری باشم که دوست دارم در جهان مشاهده کنم." آخه منطقی هم که نگاه کنی، با عقل و طرز فکر من اصلاً جور در نمی‌اومد که به جای دلگرمی و دلداری، خودم با دست خودم توی دلم رو خالی کنم؟ من خووووب حالیم بود که چی می‌خوام و داشتم به طور حقیقی با این تجربه‌ی سنگین یاد می‌گرفتم که چطور می‌تونم بهترین خروجی رو ازین تجربه بگیرم؟

وقتی دیدم با قطار اون افکار به اونجا نمی‌رسم، ازش پیاده شدم و یکم صبر کردم به فکر کردن.

جایی میون امیدی کم‌رنگ و ناامیدی!

و این یه انتخاب بود که تقریباً برای هر لحظه تکرار می‌شد و منم باید هشیاریم رو حفظ می‌کردم که سوار قطار اشتباه نشم. و با شرایط غیر

قابل‌پیش‌بینی که توش بودم، بیشتر متوجه می‌شدم این انتخاب این دفعه جدی‌تره و بازی در کار نیست!

با چه سختی هر بار از بین این همه فکر و خیال باید می‌شدم گلچین روزگار و فکرهای پیش برنده رو انتخاب می‌کردم. البته که خب یه جورایی عادت هم داشتم به این گلچینی و اینو وقتی به نتایج تصمیماتی که تا الان تو زندگی گرفتم نگاه می‌کنم متوجه می‌شم که باغبون واقعاً خوبی بودم، مسئولیت‌پذیر، و پای شکوفایی خودم ایستادم.

خیلی وقت‌ها هم تصمیمات درستی گرفتم، و صد البته که یه وقتایی هم به رسم آدمیزادی وقتی تصمیم اشتباهی گرفتم و نتایجش دردآور بود، زدم زیر همه چیز و یقه‌ی دنیا رو گرفتم؛ که چرا آنقدر باید درد بکشم، که بفهمونی بهم؟ نمی‌شه نسوزونیمونو حالیمون کنی هرچی که لازمه یاد بگیریمو؟

ولی خب، در نهایت وقتی درد و ناراحتی و خشمم رو با گریه و ناله‌های فراوون خالی کردم، روی زانوهام در سکوتی عمیق می‌نشستم؛ کاملاً تسلیم، و ساکت.

فکر کنم همه‌مون این تجربه رو داشتیم، در مراحل مختلف زندگی که بودیم؛ بین چالش‌ها، و گرد و خاک‌های فراوونی به پا کردیم و دست به یقه شدیم با خودمون که داری چکار می‌کنی؟ اما با وجود همه‌ی این تفاسیر و قلدربازی در نهایت بزرگ‌ترین درسی که گرفتم این بود، حتی وقتی فکر می‌کردم همه چیز مرتبه و تحت کنترل منه، اتفاق‌های مختلفی کنترل

رو ازم گرفتن و سؤال بعدی این بود که حالا که اتفاق افتاده چطور پیش می‌برمش؟

و من در بهتی نسبی شاید از بابت سنگین بودن حجم اتفاقاتی که افتاده به سکوت و تماشا و اطاعت از فرمان زندگی که مستقیم به قلبم الهام می‌شد پناه می‌بردم، زوری برای تحلیل و زیر سؤال بردن اتفاق‌ها نداشتم و البته به درک الانم این رو کاری بیهوده می‌دونم؛ پس بنظرم میاد درست‌ترین کار این هست که به مقدار قابل توجهی از سرعتت کم کنی، حس طلبکاری رو رها کنی و دقیقاً مکث و توقف و شنیدن در سکوت، حداقل در مورد من، راه نجات رو برام روشن‌تر می‌کرد.

در عمیق‌ترین لایه‌های روانم پناهی ساختم برای آروم گرفتن و بالندگی بیشتر؛ خلاص از سرگردانی‌های بسیار، نجات یافته و مؤمن و صبور رفتم سراغ کارهایی که هرچی هست و هر اتفاقی افتاده رو بهتر می‌کنه.

۶ می ۲۰۲۴، خونه‌ی خودم، قلب ونکوور

این روزا تماس‌های تلفنی زیادی داشتم برای وقت‌های بعدی و چک‌آپ‌ها و زمان دریافت داروهام. از دیدن تماس‌های ناشناس روی گوشیم بشدت استرسی می‌شم، به وضوح می‌بینم که انگار وجودم شده بانک استرس‌های نهفته و با این اتفاق‌ها داره برون‌ریزی می‌کنه. همه استرس و اضطرب‌هایی که گویا سال‌های سال، خودآگاه و ناخودآگاه و حواس‌جمع و حواس‌پرت در خودم مخفی شون کرده بودم.

احساس می‌کنم تقریباً همه‌مون اینکاره‌ایم؛ ازت می‌خوام خوب فکر کنی بهش و هشیار باشی که بعد از خوندن این کتاب دیگه دم به تله‌هاشون ندیا!

منم بهت قول می‌دم که هیچ‌وقت برای شروع مراقبت ویژه از خودت و زندگیت دیر نیست و ایمان هم دارم که با وجود سخت‌ترین شرایط همیشه جای شکرش باقیه؛ آخ که چقدر دلم نمی‌خواست این جمله کلیشه‌ای رو تکرار کنم، اما تجربه‌های زندگی نشون می‌ده اوضاع می‌تونست خیلی بدتر باشه؛ حداقل من الان می‌دونم اگه درمانو شروع کنم، بیشتر از ۵ ماه زندگی می‌کنم؛ هر چی بوده گذشته رو پشت سر می‌ذارم و مهم‌تر اینکه من الان دارم یک نسخه هشیارتر رو زندگی می‌کنم و تو این فرصت‌های جدید قرارمون این شده که این موهبت هشیاری روتا جایی که جا داره حفظ کنم

بدن نازنینم بیشتر از هر وقت دوستت دارم

تو یکی از این قرارهای پزشکی یک جراح رو ملاقات می‌کنم که سینه‌ام رو چک کنه ببینه آیا جراحی لازمه یا نه؟ این قرار پزشکی در یک بیمارستان جدید بود، در مطبی سرد با ذهنی پر از سؤال و ابهام و ترس‌های جدید... به هر صورت گان پوشیدم و منتظر دیدار دکتر شدم، بعد از ۱۵ دقیقه اومد؛ یک خانم تقریباً مسن با چشم‌های خاکستری بزرگ و عینک بزرگ و ماسک روی صورتش. از قبل اسمش رو سرچ کرده بودم تو گوگل و فهمیده بودم که ایشون یکی از بهترین جراح‌های کانادا هست؛ استاد دانشگاه و مؤلف چندین کتاب و مقالات علمی به‌روز درباره سرطان پستان و محقق برجسته و خوشنامی در این حوزه بود. ازم خواست دراز بکشم

و شروع کرد به پرسیدن سؤالات متنوع درباره تغییرات ظاهری سینه و معاینه که کرد گفت: «خب، نورا، به نظر همه چیز خوبه؛ علیرغم پیشرفته بودن نوع بیماریت، خوشبختانه تو فعلاً نیاز به جراحی نداری و ما داروهای خیلی خوبی برای درمان بیماری شما داریم که امیدواریم روی شما هم جواب بده.» چشمام گرد گرد بود از هیجان و شنیدن تمام این کلمات، خوشایندترین حس رو در من ایجاد می‌کرد؛ من از جراحی و از دست دادن عضو بدنم می‌ترسیدم، اصلاً بهش فکر هم نمی‌کردم و حتی با وجود فکرهایی که نکردم، باز هم فشار زیادی از روم برداشته شد. خیلی خوشحال شدم که نظرش آنقدر مثبته. چشمام پر از اشک شد و تشکر کردم، خواستم بغلش کنم، اما نکردم و رفتم.

اومدم خونه، در تمام راه دستم رو سینه‌ام بود و شکر به زبانم جاری که این عضو بدنم با من خواهد ماند تا سلامتی کامل رو جشن بگیریم. این شده بود عادت جدید قشنگ این روزهای من که بیشتر با بدنم حرف می‌زنم؛ هر بار زیر دوش سرود «من برکت یافته و شفا یافته‌ام» رو می‌خوانم، تمام چیزی که از یوتیوب گوش می‌دم، فایل‌های مدیتیشن سلامت کامل هست. عمیق‌تر نفس می‌کشم، می‌ذارم آفتاب کاملاً بی‌واسطه بدنم رو گرم کنه. با نوشیدن هر جرعه آب و خوردن هر لقمه غذا تشکر می‌کنم که این موهبت می‌ره که بدن من رو پاک کنه از هر بیماری و گرفتگی.

آمین که این اتفاق‌های عالی هر لحظه در حال وقوع هست.

ولی دختر، فکر می‌کنم لازمه به روت بیارم که چقدر این ویژگیت رو دوست دارم؛ که در تاریک‌ترین لحظات، بازم صبور و مؤمن در جستجوی نوری،

در گذر از همهمه‌ی اتفاقات نامطلوب روزمره باز به دنبال جشن گرفتن زندگی هستی و به آدم‌هایی که دورت هستند هم اهمیت این موضوع رو یادآوری می‌کنی؛ اعتراف می‌کنم، در تمام طول این مسیر نه که نترسیده باشم، البته که خب دروغه اگه بگم نترسیدم؛ چون من ترس رو عمیقاً حس می‌کردمش، حتی همین الان که یک سال از شروع درمانم می‌گذره هر درد کوچکی در سینه م منو بد می‌ترسونه که شاید مسئله جدیدی پیش اومده. می‌بینی من همچنان حس می‌کنم هم ترس، هم احساس‌های فراوون دیگه مثل عشق به زندگی، که بهم قدرت انجام کارهای بزرگ رو می‌ده. ایمانی که در همه حال پناه من هست و من رو می‌بینه بهتر از هر کسی می‌دونه تو دلم چه خبره و چطور کارها رومی‌شه بهتر پیش برد؛ باور دارم که وجودش نجات‌بخش من هست، بارها این کارو کرده واقعاً نجاتم داده؛ ممکنه چشم سر قادر به دیدن خیلی چیزها نباشه، اما چشم دل من خیلی خوب بازه و می‌دونه حقیقتاً کی پیش برنده کار هست؟ و اون قطعاً فقط من نیستم.

انتشار اخبار

با همه زوری که داشتم برای مدیریت کردن احساساتم تلاش می‌کردم. این کار سخت و نگه داشتن این مسئله در خودم تا یک جاهایی خوب پیش رفت؛ اما حواست باشه که من هنوز جرأت نکردم روبرویم با سرطان سینه استیج ۴ و متاستاز به غده لنف زیر بغل و ترقوه سمت چپ رو با کسی مطرح کنم. قطعاً خانواده‌ام اولین نفراتی نبودند که این ماجرا رو باهاشون به اشتراک گذاشتم؛ ولی نمی‌دونم چرا اولین نفری که راحت بودم بهش گفتم

مشاور مالی‌ام بود که ایشونم افتاد به تکاپو شاید بشه یه پولی این وسط و از بین بیمه‌های فعالم زنده کرد تا بتونم دوره درمانم رو با خیال راحت‌تر طی کنم. چون بخاطر سختی دوران شیمی درمانی و جونی که برام نمی‌ذاشت تا کار کنم، از شغلم استعفا دادم و هر روز منتظر آپدیت از بیمه‌گذارم بودم و خب نتیجه این شد که حتی یک سنت هم از این بیمه‌ها به ما نرسید.

دومین نفر که باید می‌دونست اوضاع از چه قراره رئیسم بود. روزهای ماه رمضان در پیش رو بود، بهش گفتم ماجرا رو و ازش خواستم منو تو دعاهاش فراموش نکنه؛ اما او عکس‌العمل عجیبی داشت. اول اینکه وقتی فهمید داستان جدی و درمان جدی هست، خیلی ناراحت شد و ناامیدی و ترحم عجیبی تو نگاهش موج می‌زد که هیچ دوسش نداشتم، بهش گفتم من فکر می‌کردم شما انسان‌های مقید باید ایمان و امید بیشتری در سختی‌ها از خودتون نشون بدین. او گفت: «نورا، تو جوونی و ورزشکاری و پر از انرژی، خیلی حیفی که از بین بری.»

منو می‌گی؟ بطرز حرص درآری خندم گرفته بود. مطمئن بودم از این چرت‌تر نمی‌شه با کسی در این شرایط روبرو شد. سعی کردم مسلط بشم و بهش گفتم درک می‌کنم که ناراحت بشی و یک آیه از قرآنی که هر روز داشت حفظ می‌کرد رو بیادش آوردم : «لا تقنطو من رحمه الله» از رحمت پروردگارت ناامید نباش راحیلا!

با دیدن اون احساس ترحم زشت و تهوع‌آوری که تو چشماش موج می‌زد، حالم بد شده بود. دیگه نمی‌تونستم تحملش کنم؛ پس زودتر ازش خداحافظی کردم.

بلافاصله رفتم دستشویی آب خنکی به صورتم زدم، این گفتگوی خیلی کوتاه انرژیمو به کل خالی کرد. سعی کردم چهره درهم و غم‌دار خانم رییس رو فراموش کنم. پس از تکنیک زل به خود استفاده کردم؛ توی آینه به چشمای خودم زل زدم و از دیدن رنگ عسلی چشمام که با امید فراوان بهم نگاه می‌کرد، عشق عمیقی رو حس کردم. ای خدا چقدر این ملاقات با خودم رو دوست داشتم؛ چقدر شیرینه، قلبم کاملاً روشن و گرم شد و با خودم بلند گفتم: «من تصمیم دارم این گرما و شوق زندگی رو نگه دارم.»
گفتم: «نورا خانم، در جریان هستی که خوب جور عاشقتم؟»
و قسم می‌خورم که همیشه بهترین مراقبت خواهم بود. جمع و جور کن خودتو که کلی کار داریم.

به طرز قابل‌توجهی حالم بهتر شد. از دستشویی اومدم بیرون؛ باد خنکی به صورت خیسم خورد؛ یخ کردم، اما احساس تازگی کردم. لبخند زدم و یک نفس عمیق کشیدم و رفتم که به نفر مهم بعدی این خبر رو بدم.

نفر بعدی شخص خاصی بود که امسال بعد از یک دهه سینگلی تصمیم گرفتم رابطه عاطفی معنادار قشنگی رو باهاش شروع کنم و دقیقاً دوهفته بود که می‌رفتم سر قرار با این انسان دوست‌داشتنی؛ یک مرد کانادایی خودساخته و جذاب. ایشون در جریان آزمایش‌های متنوع پزشکی که می‌دادم بود و فکر می‌کرد این‌ها چک‌آپ‌های معمولی منه؛ شد نفر سومی که باید می‌دونست داره چی می‌گذره به من.

باوجود سختی بسیار برای مطرح کردن این مسئله، باید بهش می‌گفتم که تصمیمش رو بگیره اگه دوست داشت بمونه و با هم این مرحله رو بگذرونیم یا بگه از آشنایی با شما خوشحال شدیم و خوش گذشت و مراقب قشنگیات باش و خداحافظی.

هیچ ایده‌ای نداشتم که عکس‌العملش چطور خواهد بود. بهش پیام دادم: «سلام جردن، امروز چطوری؟ می‌خوام ببینمت.» جواب داد: «سلاااام نورا، دیدن پیام تو خوشحالم کرد و اتفاقاً می‌خواستم خودم بهت پیام بدم که ببینیم همو. ساعت ۴:۴۵ امروز خوبه؟»

دیدیم همو؛ ده دقیقه‌ای طول کشید تا درباره موضوعات مختلف حرف زدیم و خندیدیم و یهو من آروم تو چشماش نگاه کردم و گفتم: «یادته که به من می‌گفتی چه خانم منظم و مرتبی که همه چک‌آپ‌های پزشکیش رو انجام می‌ده؟ یادته سوژه‌م کرده بودی و می‌گفتی آخرین باری که دکتر رفتی ۱۲ سالت بوده؟ و چقدر خندیدیم؟»

گفت: «ولی باور کن که من راستش رو گفتم» خنده کوتاهی کردیم و گفت: «خب ؟»

بعد از یک سکوت چندثانیه‌ای بهش گفتم: «متأسفم که دارم این‌ها رو می‌گم، اما همه اون آزمایش‌ها دارن می‌گن که توی سینه من من توده‌ی خیلی کوچیکی هست که داره به سرعت پخش می‌شه. من به زودی باید درمان جدی‌ای رو شروع کنم» و توضیح دادم که تو این مسیر درمان قراره کلی تغییر کنم. موهامو از دست می‌دم. ضعیف می‌شم. ممکنه بخاطر

عوارض داروها قدرت باروریم رو از دست بدم. در چندماه آینده شاید تا چندین روز بدحال و بی‌انرژی باشم، و شاید تغییرات بیشتری که منم برای بار اول قراره تجربه کنم؛ ولی دکترام خیلی امیدوارن که بخاطر سن و قدرت بدنی خوبم سلامتی کاملم رو بدست می‌آرم.

اون تمام مدت خوب گوش می‌داد با دقت و کمی بهت منو نگاه می‌کرد.ازش پرسیدم به من بگو چی فکر می‌کنی و چه احساسی داری؟

با وجود کلی سؤال تو چشماش، اما گفت: «بیا درمانت شروعش کنیم، البته که همه‌ی سختی کار روی دوش خودت خواهد بود و نورا من هیچی از اینایی که می‌گی نمیدونم و ازت می‌خوام به من اطلاعات بدی که ببینم کی باید چه کار کنم؟ باشه؟»

گفتم: «باشه.» خب، این مواجهه اول هر دوی ما با این مسئله جدی بود و این دیدگاه مشترک ما به این داستان و اینکه هر دو دنبال راه حل بودیم، خیال من رو راحت کرد. ما هیچ تجربه‌ای نداشتیم، نمی‌دونستیم چی می‌خواد پیش بیاد، ولی اون با چشم‌های عسلی و صورت قشنگ صورتیش توی چشمام نگاه کرد و گفت: «نورا نمی‌خوام این داستان باعث جدایی ما بشه.»

ازش پرسیدم: «مطمئنی؟» گفت: «البته که مطمئنم.» ولی من همچنان شک داشتم نمی‌خواستم احساسی یا از سر ترحم باشه؛ یهو به خودم اومدم و تصمیم گرفتم مغز تحلیل‌گر رو خاموش کنم؛ پس بغلش کردم به جای همه‌ی بغل‌هایی که تو این مدت می‌خواستم و نکردم.

البته حالا که دارم این خطوط رو می‌نویسم، حدود دو ماه از دریافت آخرین دوز شیمی درمانیم می‌گذره و به دلایلی که در ادامه براتون خواهم گفت دیگه جردنی در زندگی جدید نورا نیست.

اما باید بگم وجودش در کنار من در مواجهه با سختی‌های مسیر واقعاً ارزشمند بود. با وجود کلی تفاوت‌های فرهنگی و زبانی، تجربه‌ی مسیرمون خیلی جاها به هم نزدیک و حتی یکی شد، گاهی هم متفاوت پیش رفت. مثل همه‌ی رابطه‌ها، گاهی آفتابی، گاهی مه‌آلود! ولی همیشه احترام بین ما برقرار بود و بعد از اتمام دوره شیمی‌درمانی در کمال احترام راهمون از هم جدا شد.

هووف! سخت بود، خیلی سخت بود اما گذشته گذشته؛ بریم سراغ اینکه در ادامه‌ی مسیر چه گذشت.

۱۰ می ۲۰۲۴، ونکوور
سلام از یک روز آفتابی قشنگ :)

امروز سه‌شنبه است. دو هفته‌ای از آخرین ملاقاتم با دکترم می‌گذره. نتایج یکی از تست‌های پزشکیم به اسم PET scan نشون می‌ده که دکترا درست گفتن و بیماری داره گسترش پیدا می‌کنه و زده به یک نقطه دیگه، دقیقاً زیر استخوان ترقوه و نزدیک شاهرگ. باید از اون نقطه نمونه‌برداری کنن. درمانده به دکترم نگاه کردم و گفتم: «بایوپسی قبلی خیلی اذیت شدم.» گفت: «می‌دونم نورا، اما من نگرانم و می‌خوام مطمئن بشم که اون توده زیر

ترقوه‌ات چیه و براساس اون دوز درمانت رو تنظیم کنیم. لطفاً تحمل کن و انجامش بده. من قبول کرده بودم که اعتماد کنم و پیش ببریم کارو؛ بدان و آگاه باش که در تمام طول این مسیر لحظاتی هست که باید چیزهایی که اصلاً دوست نداری بشنوی و ببینی رو بشنوی، ببینی، هضم کنی و دست در دست تیم پزشکیت رد بشی ازش.» منم برای بار هزارم ترسیدم و برای بار هزار و یکم گفتم: «باشه؛ انگار چاره‌ای جز اعتماد به این روند نیست.» پس قرار شد فردا یک آزمایش بایوپسی از ناحیه‌ی ترقوه و سه آزمایش خون جدید بدم و درست پنج‌شنبه ساعت یک و نیم ظهر اولین دوز دارو و شیمی درمانیم رو بگیرم.

در سایه‌ی ترسناک آگاهی

با وسواس عجیبی هر چی گزارش پزشکی هست رو از دکترها و پرستارها می‌گیرم. صدبار اسم و نوع بیماری روازشون پرسیدم عین صدبار یادم رفته؛ پس اسم دقیق سرطان رو از توی همین گزارش‌ها درآوردم و این مدت شروع کردم به دیدن ویدیوهای فراوان در یوتوب از کسانی که با مسئله مشابه درگیر بودن و از پسش بر اومدن (به خودم قول دادم حتی اگه ویدیویی امیدوارکننده پیدا نکردم، آستینامو بزنم بالا و خودم اولین نفری باشم که می‌سازمش و از اونجا که در منابع فارسی محتوای جذابی ندیدم، خب این کارو هم کردم. بعد از یک مدت که از شیمی درمانیم گذشت، ویدیوها رو توی یوتیوب و اینستاگرامم به اشتراک گذاشتم). هر از گاهی لینک‌های ترسناکی از عوارض شیمی‌درمانی و چطور خودمو براش آماده

کنم هم دیدم، ولی خب به درد من نخورد. همه لینک‌ها رو حتی از توی تاریخچه گوگلم هم پاک کردم. به شما هم توصیه می‌کنم اصلاً نرید سراغ دیدن و شنیدن چیزهایی که توی دلتون رو خالی می‌کنه، مخصوصاً اگه مثل من تنها هستین و قدرت تخیل بالایی دارین. می‌دونین که این قدرت می‌تونه هم بهترین موهبت زندگیتون باشه و هم در آنی کارتون رو تموم کنه و بزنه تون زمین.

نمونه‌برداری از توده سرطانی و نمونه برداری از ایمان من

روز آزمایش بایوپسی دوم به بیمارستان همیشگی‌ام رفتم. یک پرستار خیلی لاغر و جوان با چهره‌ای آسیایی گان جدیدی بهم داد که بپوشم. علیرغم اینکه دفعه دومم بود که ازم نمونه‌برداری می‌شد، اما باز هم وجودم رو، فکر و خیال و ترس همراهی می‌کرد. رو تخت خوابیدم و یک دکتر خیلی خیلی جوان اومد که ایرانی به نظر می‌اومد، با یک لباس گل گلی قهوه‌ای و موهای دکلره طلایی قهوه‌ای و طلاهایی که تو گوش و گردنش برق می‌زد. گویا ایشون قرار بود نمونه‌برداری امروز رو انجام بدن. اومد روی سرم و بهم گفت: «سلام نورا، من دکتر ملاحت هستم. حالت چطوره؟ چند سالته؟» جواب دادم: «سلام دکتر ملاحت، خوبم و ممنونم از احوال‌پرسی. راستش کمی استرس دارم، سی و پنج سالمه. می‌تونم بپرسم آیا شما ایرانی هستید؟» گفت: «بله هستم.» گفتم: «چه باحال، منم ایرانی‌ام!»

جواب داد: «جدی؟ پس چرا اصلاً شبیه ایرانی‌ها نیستی؟»

تو دلم گفتم: «ای خدااااااا! باز هم این سؤال تکراری!» ولی در عمل با لحن هیجان‌انگیزی بهش گفتم: «ولی شما خیلی شبیه ایرانی‌ها هستید.» ذوق این جمله تو چشم‌هام معلوم بود. منظورم از این جمله رو اینطور بهش توضیح دادم که: «آخه ایرانی‌ها مثل کره‌ای‌ها خوب به خودشون می‌رسن.» همه این مکالمه به انگلیسی بود. دکتر خنده خیلی کوتاهی کرد، می‌شد فهمید که اصلاً از حرفم خوشش نیومد و صورتش رنگ جدی گرفت و گفت: «نورا، نقطه‌ای که باید نمونه‌برداری کنیم ازش خیلی ناحیه حساسی است. ممکنه به شاهرگت برخورد کنیم و خونریزی داشته باشی. ولی نگران نباش، ما ازت مراقبت می‌کنیم.»

همه اون ذوق و خیال راحتی که تو صورتم بود ریخت و جاشو ترس و شک فراوان گرفت. همینطور که ترسیده بودم به چشم‌های دکتر نگاه می‌کردم، یک عدم اطمینان خاصی رو می‌دیدم. بهش گفتم: «آیا راه دیگه‌ای برای نمونه‌برداری وجود داره؟»

گفت: «نه! فقط همین راه هست. ولی نگران نباش!»

و این بی‌اثرترین "نگران نباشی" بود که در تمام عمرم تا اینجا شنیده بودم گریه‌ام گرفته بود، ولی گریه نکردم.

در این لحظه کلی دانشجوی پزشکی هم وارد اتاق شدن تا نمونه‌برداری رو از من یاد بگیرن. همه‌شون به من سلام کردن و منم با دستی که تکون دادم به همشون سلام کردم. قضیه کاملاً جدی بود، نمی‌شد فرار کرد یا پیچوند. ولی اگه رگم رو بزنه چی؟

باید این افکار رو متوقف می‌کردم. یعنی چاره‌ای نداشتم. دوباره رفتم سراغ عصای جادوییم و تصمیم گرفتم به جای فکرهای تو سرم، حرف‌های خانم دکتر رو باور کنم. پس خودمو جمع و جور کردم. دستامو گرفتم و چشامو از روی دکترها بستم و توی قلبم بازش کردم و شروع کردم به صحبت با خدا که: «خدایا، من می‌دونم این دوستان تو برای کمک به من اینجا هستن. ممنونم که تو قدرت و مهارت کافی برای انجام بی‌نقص این کار بدون درد و خونریزی بهشون می‌دی و همه چیز عالی پیش میره.» نفس عمیقی کشیدم و به زبان آوردم: «ممنونم، ممنونم.»

دکتر ملاحت ازم پرسید: «نورا، حالت خوبه؟ می‌خوایم شروع کنیم.» چشمامو باز کردم، تو چشماش نگاه کردم و گفتم: «من به درستی کاری شما اطمینان دارم.» لبخند کوچکی زد و کار رو شروع کرد. بعد از ۱۵ دقیقه تلاش‌های متنوع، نمونه‌برداری از زیر شاهرگ من بدون ذره‌ای درد یا خونریزی انجام شد. دکتر ازم تشکر کرد بابت همکاری با اطمینان و آرامشم. حقیقتاً منم ازش ممنون بودم. احساس سربلندی داشتم و عمیقاً حس کردم که بار دیگه پاداش ایمان و سرسپردگی به خدام رو گرفتم.

یه بغل محکم کردم خودم رو و به خودم افتخار کردم بخاطر این اطمینان به موقع و بخاطر اینکه به یاورم همیشه مؤمن بودم و هستم و خواهم بود.

قدم بعدی

قرار ملاقات بعدیم با دکتر انکولوژیستم دو هفته بعده. دکتر برنارد یک جوان کانادایی خیلی جدی و کاربلد هستش. این دفعه دومه که قراره ببینمش. دکتر اصلی من هستش و هر سه هفته یک بار قبل از دریافت دارو همو می‌بینیم و هربار قبل دیدار آزمایش خون باید بدم و اون چک می‌کنه ببینه از لحاظ سلامت خون اوضاع مساعد دریافت شیمی درمانی هستم یا نه.

اولین جلسه‌ی دیدارمون برنامه داروهامو داد بهم، طبق اون برنامه باید حداقل ۸ دوز شیمی درمانی دریافت کنم. یعنی برای ۸ ماه آینده برنامه‌ام مشخصه. ولی اینم بهم می‌گه که ممکنه چیزهایی به این برنامه اضافه شه یا ازش کم شه.

توی این برنامه درمانی که بهم دادن، کلی اطلاعات دیگه‌ام بهم دادن. مخصوصاً درباره عوارض داروهام که وقتی می‌خونمشون مطمئن نیستم بتونم از پس همش بربیام. ولی خب اونجا این رو هم نوشته که ممکن است برای شما اتفاق بیفتد و نه لزوماً حتماً. دکتر برنارد خیلی منطقیه و می‌گه نورا بهتره با بانک موی مصنوعی هم در ارتباط بشی برای گرفتن مو مصنوعی یا کلاه. و اینم لیست داروهایی که هربار قبل از شیمی درمانی می‌خوری که حالت تهوع‌های عجیب غریب رو کنترل کنه. اینم پرسید که تونستی برای آوردن اعضای خانواده‌ت ویزا بگیری؟ جوابی نداشتم بدم و با ناامیدی زیادی گفتم: «فعلاً هیچ‌کدوم، هنوز بهشون نگفتم که من درگیر این داستان شدم.» متعجب نگاهم کرد و گفت: «باید باهاشون صحبت کنی.» جواب دادم: «فعلاً زورم نمی‌رسه، نمی‌تونم.»

برگه‌ها رو ازش می‌گیرم، حس متفاوتی دارم؛ بهت‌زده و بی‌قرار. دلم مامانم رو می‌خواست، دلم خواهرام رو می‌خواست، دلم بابامو می‌خواست، دلم داداشمو می‌خواست، دلم زن داداشمو می‌خواست، دلم دامادامونو می‌خواست، دلم خواهرزاده‌هامو می‌خواست، اصلاً دلم همه بغل‌های دنیارو می‌خواست. ولی بعد از همه‌ی این روزها و این خبرهای غیرمنتظره هنوز جرأت نکردم با خودم تو آینه روبرو بشم. چه برسه با خانوادم. این حس تنهایی داشت خفم می‌کرد.

درسته نوشتن این خطوط، مرور دردهای منه و اشک به چشمام میاره و قلبم رو به درد میاره، اما به خودم قول دادم روایتم از تمام ماجراهای این مسیر واقعی باشه. نور بندازم رو چیزهایی که ازشون صحبت نمی‌شه، بهشون پرداخته نمی‌شه، بهشون فرصت بروز داده نمی‌شه، از احساس‌هایی که همه‌مون تو شرایط مشابه و یا حتی متفاوت ممکنه تجربه کنیم. سربالایی‌های سنگین و گاهی سرپایینی‌های تند و گاهی هم به دشت‌های مقبول می‌رسیم و در همه حال زنده به احساسات مختلفیم، پر از بیم و امید، پر از نور و تاریکی. و من، نقش اول این روایت و باور من، تعیین‌کننده‌ی مسیری که میرم و عمل من نتیجه‌های نهایی رو رقم می‌زنه.

رسیدیم به روز اول شیمی درمانی

صبح زودش بیدار شدم. از رنگ طلوع معلوم بود آفتاب آماده است که با تمام قدرتش بتابه. دوستش داشتم. همین‌طور که کفش‌های دو رو می‌پوشیدم، با خودم می‌خوندم: «آفتاب می‌درخشه، به من شادی می‌بخشه.» از پله‌ها

اومدم پایین و از همون اول شروع کردم به نرم دویدن تا خودم رو به طبیعت رسوندم و شروع کردم به خوندن سرودهای پرستشی مختلف و ستایش زندگیم و ناز و نوازش و بغل کردن خودم و درخت‌ها. من عاشق این کارام هستم.

یادته که باور قلبی من این هست که زندگی همیشه از من حمایت می‌کنه و من هم از زندگی حمایت می‌کنم و من عاشق این همکاری هستم. رسیدم خونه، دوش گرفتم و صبحونه‌ام رو پر پروتئین خوردم و آماده رفتن به بیمارستان شدم. خدایاااا، از شدت انرژی دارم پرواز می‌کنم. رسیدم بیمارستان. خیلی شلوغ بود. روز گرمی هم بود و همه‌ی اتاق‌ها پر از بیمارها و پرستارها و همراهاشون.

تخت منو نشونم دادن و در جوار یک زوج گِی[۲] و خیلی چاق که چهره‌های عبوس و جدی داشتند و مدام زیر لب بابت چیزی غرغر می‌کردن و اولین داروم رو بهم تزریق کردن. اون‌ها با صدای بلندشون شروع کردن به سیاه‌ترین مکالمه در اون لحظه. جملاتشون اینطور بود که: «تازه اولشه، قراره دهنت سرویس شه، این پرستارا جونت رو می‌گیرن که رگت رو پیدا کنن، هزار تا سوراخت می‌کنن و عوارض داروت خیلی اذیتت می‌کنه». این‌ها رو مستقیم به من نمی‌گفتن‌ها، اما اتاق به قدری کوچک و صداشون به قدری بلند بود که نمی‌خواستی هم می‌شنیدی. هر از گاهی بهشون نگاه می‌کردم. می‌خواستم بهشون گوش ندم، اما نمی‌شد. سعی کردم با لبخند و

---

۲ A gay couple

صحبت درباره‌ی هوا، یه جوری فضا رو بهتر کنم. اما گویا اصلاً کافی نبود. برای اینکه بیشتر از اون سم نپاشن تو وجود من، از پرستارم خواستم پرده دور صندلی منو بکشه که نبینمشون و اینطوری اعتراضم رو هم اعلام کنم. آخه امروز قراره حداقل ۳ ساعت زیر سرم باشم و منی که آنقدر وجودم رو پر از حال خوب و انرژی مثبت کرده بودم، اصلاً کشش بودن در فضای سمی رو ندارم.

واسه داروی آخری که بیشترین عوارض جانبی رو داره، بهم پیشنهاد دادن برای حفظ ناخن‌های دستم بهتره دستکش یخی دستم کنم. هیچ نظری نداشتم که این دستکش‌ها چه شکلی هستند، اما به سلامت ناخن‌هام فکر کردم و گفتم باشه و برام آوردن و پوشیدم و به غلط کردن افتادم؛ برای ده دقیقه اول یخ بودن دستکس‌ها تا مغز استخونم رو می‌سوزند. گریه‌ام گرفت و چون دستام اسیر دستکش‌های سنگین یخی بود، نشد اشکام رو پاک کنم و سرازیر شد رو صورتم. پرستارم دید و با چهره‌ی تو هم رفته گفت: «نورا، متأسفم. می‌دونم درد زیادی داره، اما عزیزم، برای حفظ ناخن‌هات لازمه».

حالاکه ۲ ماه از آخرین شیمی درمانیم می‌گذره و می‌بینم ناخن‌های پاهام درگیر عوارض شدن، خیلی از خودم ممنونم که اون درد رو تحمل کردم، وگرنه الان درد از دست دادن ناخن پاهام رو برای دست‌هام هم داشتم و این خیلی سخت‌تر می‌کرد کارو.

شیمی درمانی و خداحافظی با موهام

بعد از دریافت دوز یک شیمی درمانی هر لحظه موهام رو چک می‌کردم که شل نشده باشه که نریزه و خدا می‌دونه چه ذوقی می‌کردم وقتی موهام مقاومتش رو به رخم می‌کشید. تا جایی که باخودم فکر کردم عمراً اگه این موها بریزه. و دقیقاً یک هفته قبل از دریافت دوز دو موهام شروع کرد به ریزشی وحشیانه. در طی دو تا سه روز من ۷۰ درصد موهام رو از دست دادم و بعدش به کمک دوستم و همسرش که خودش با مسئله مشابه من کنار اومده بود سرم رو تراشیدیم. ماشالا چقدرم مو داشتم، طوری که ماشین اصلاح اولیشون از کار افتاد و همسر دوستم رفت در جا یک دونه جدیدشو خرید و با کوتاه کردن موهای من افتتاحش کرد.

توی این تونل تاریک شیمی درمانی مشخصاً هر بار بعد از دریافت دارو، به خاطر عوارض دارو ته زندگیت رو می‌بینی. حداقل تو مورد من اینطور بود. مخصوصاً بعد از دوز ۳ شیمی درمانی. ولی همونطور که همیشه می‌گم: «همیشه جای شکرش باقیه» و این هم یک دلیل خوب، دقیقاً بعد از دوز دوم بود که وقتی سینه‌ام رو معاینه کردم اثری از اون دونه کوچولو مهاجم نبود تو بدنم. مطمئن بودم تلاش‌هام برای مراقبت از کلام و فکر و عملم جواب می‌ده، پس یک وقت ملاقات جدید گرفتم که با دکتر عزیزم تا درباره‌ش صحبت کنیم.

درخشش اولین نور در تاریکی

تو راه مطب دکتر مدام دستم روی سینه‌ام بود و هی باهاش حرف می‌زدم و ازش تشکر می‌کردم که آنقدر سریع داره بهبود پیدا می‌کنه و همه‌ی این گفتگوهای درونی انرژی من رو چند برابر می‌کرد و لبخند بزرگی روی لبم می‌نشوند. رسیدم به قسمت پذیرش دو تا خانم جوان یکی هندی یکی فیلیپینی بهم سلام کردند و بهشون گفتم که «عجب روز قشنگیه من با دکتر برنارد قرار ملاقات دارم»، ازم خواستند بشینم و پرستاری که به نظر چینی بود، اسمم رو صدا کرد که وزنم رو اندازه‌گیری کنه.

رفتم رو ترازو. و عدد ترازو نشون می‌داد که در عرض سه هفته حدود دو کیلو کم کردم. و همه چیز نرمال بود. بعدش تو انتظار دیدن دکترم احساس کردم یک لحظه‌ی مهم و تاثیرگذاره، باید ثبتش می‌کردم، پس گوشیم رو درآوردم و عکس و فیلم گرفتم. همین بینابین صدای دکتر برنارد رو شنیدم که گفت «سلام نورا، خوشحالم می‌بینمت؛ بیا بریم ببینیم امروز چه خبره؟» با صدای بلند خندیدم و گفتم: «حتماً خبرهای خوب» و با هم وارد اتاقش شدیم، همون اتاق کوچک و سرد.

دکتر برنارد سریع پرونده من رو توی سیستمش آورد بالا و همه‌ی آزمایش‌ها و گزارش‌های پزشک‌ها رو می‌خوند و من با دقت به حالت صورتش چشم‌های ریز خاکستریش نگاه می‌کردم؛ راستی بهتون نگفته بودم که به طرز عجیبی علاقمند هستم به تماشای صورت مخلوقات و این بار درکنار این تماشا از زبان بدن و صورت دکتر برنارد جوان انتظار واکنش‌های خوب داشتم و

همین هم شد، یک لبخند رضایت‌بخش کوتاه زد؛ دیدن لبخند روی اون صورت جدی مثل دیدن شهاب تو آسمون شب برام جذاب بود؛ به من نگاه کرد و شروع کرد سؤال‌های متنوع که «تا الان درمان رو چطور دیدی؟ چیا اذیتت کرد؟ چکار کردی که رفع بشه و...». با حوصله به سؤالاش جواب دادم؛ ازم پرسید سؤالی داری؟ جواب دادم «دکتر می‌خوام به کمک شما از چیزی مطمئن شم»، گفت: «حتماً، اون چیه؟»

ازش خواستم سینه‌ام رو معاینه کنه تا باهم مطمئن بشیم که من توهم نزدم و اون توده کوچولو واقعاً دیگه اونجا نیست. گفت: «البته، بیا انجامش بدیم»، معاینه کرد و انگشتانش رو با ظرافت و در محل غدد لنفاوی زیر بغل و گردن تکان میداد. چشماش رو بسته بود تا با دقت بیشتری این کارو انجام بده؛ زیر گلو و گردن و گوش رو چک کرد و گفت: «آره درسته منم حس می‌کنم اون چیز کوچولوی مهاجم دیگه اونجا نیست؛ اما یکمی عجیبه با دو دوز از بین رفته باشه، باید بفرستمت اسکن شی دوباره تا مطمئن شم همه چی مرتبه!»

ذوق زیبایی در قلبم جای شَک رو گرفت، دستام رو تو هم محکم فشار دادم؛ این عکس‌العمل من بود برای قدردانی از بدنم در اون لحظه. دکتر برنارد آدم جدی‌ای بود و مدام بر اساس آخرین مطالعات و تحقیقات و آزمایش‌ها نظراتش رو بیان می‌کرد. کاملاً منطقی و رک گفت: «نورا باید اینو بهت بگم که ما خوشحالیم و شگفت‌زده چون ظاهراً روند درمانت داره خیلی خوب پیش می‌ره و جدیدترین داروهای ما خیلی خوب داره روی تو جواب می‌ده؛ کیفیت خونت خیلی خوبه و ما خوشحالیم با توجه به اینکه درمان سنگینی رو برات انتخاب کردیم تو خیلی خوب داری از پسش برمیای» و همه این‌ها

رو با صورت خیلی جدیش گفت. با دقت‌ترین بودم، با جون دل حرکت‌های صورتش رو نگاه می‌کردم و این کلمات رو می‌شنیدم و کیف می‌کردم، به خودم افتخار می‌کردم؛ چقدر شیرینه که می‌بینم از زبان علم، کارهایی که من با قلبم برای شفای خودم کرده بودم و می‌کردم هم توجیه‌پذیر بود و هم اثرگذار.

دکتر برنارد اینم گفت: «نورا هر کاری داری می‌کنی همونو ادامه بده، اگه ورزشه، مدیتیشنه یا تغییر رژیم غذاییه یا هرچی»، و بعد کمکم کرد بشینم و اشک شوق و شکر در چشمام حلقه زده بود، ازش کلی تشکر کردم.

با همون صورت جدی گفت: «سه هفته دیگه می‌بینمت و مراقب خودت باش»، ازم خداحافظی کرد و من موندم و کلی احساس خوب و اتاقی که دیگه به نظرم خیلی کوچک و سرد نبود.

دو هفته بعدش برای انجام پت اسکن جدیدم به بیمارستان رفتم و در تمام طول این دو هفته خودم رو برکت یافته و شفا یافته اعلام می‌کردم. موقع دوش، موقع خواب و بیداری، ورزش، موقع خوردن و آشامیدن و در هر روبه‌رویی با خودم در آینه، وقت اسکنم تقریباً آخر روز بود و وقتی رسیدم بیمارستان خیلی گرسنه و خسته بودم؛ اینم برای تقویت اطلاعات عمومیت بگم که اگه قراره پت اسکن بشی معمولاً زمانش عصرهاست، چون باید حداقل از ۶ ساعت قبلش روزه باشی و فقط آب می‌تونی بنوشی، منم رعایت کرده بودم. به قسمت پذیرش که رسیدم موسیقی دلچسبی داشت از رادیو پخش می‌شد، شروع کردم باهاش تکون دادن خودم، تکون‌های ریزی که استرس رو از بدنم می‌ریخت بیرون، کارت درمان رو به پذیرش دادم و فرم

لازم رو پر کردم و منتظر شدم، با دقت به همه چیز نگاه میکردم؛ سری قبل حسابی تو جهان ذهن و فکر غرق شده بودم، اما این بار معمولی‌ترین آبی که رنگ صندلی‌های اتاق انتظار بود برام جذاب و قابل توجه بود. تو همین عالم بودم که تکنسین اسکن اسمم رو صدا کرد: «نورا؟»

همون پسر کره‌ای بود، همونی که سری قبل هم کارم رو انجام داد. خوشحال شدم دیدمش؛ اون آرامش و اطمینان دلنشینی داشت، همراه با یک لبخند زیبا روی صورت که دیدنش استرس منو کم می‌کرد. این بار سرحال‌تر از جام بلند شدم و گفتم «من اینجام» و به کره‌ای سلام کردم. «آنیانه‌سیو» خندید و گفت: «حالت چطوره؟» جواب دادم: «کامزاهامیدا خووبم» نصف کره‌ای، نصف انگلیسی و هر دو از این خلاقیت من و نمکی که پاشیدم خندیدیم.

بهش گفتم: «خبرای تازه‌ای برات آوردم»، صدامو آوردم پایین بهش گفتم: «کیم، من مطمئنم بیماریم رفته پی کارش و امروز اومدم که با عکسایی که تو ازم می‌گیری مدرک جمع کنم بر درستی ادعام» و اونم با چشمای هیجان‌زده بهم نگاه کرد و گفت «اوه! جداً؟ امیدوارم که همینطوره!»

و راهنماییم کرد به اتاقی که توش قرار بود رادیواکتیو به بدن من تزریق کنه. فشار خون و قند خونم رو گرفت قند نرمال فشار خونم ۵ و نیم بود و این ثابت می‌کرد که روزه داریم اثرشو گذاشته؛ دوباره رگ‌گیری و آی‌وی و پمپ و منی که خوشحال‌ترین بودم که اون داره همه این کارها رو برای من می‌کنه؛ واقعاً آدم حرفه‌ای بود و صدای مردانه مهربانی داشت. سری قبلی براش از علاقه‌م به کی پاپ و بی تی اس گفتم و اینکه در حد سلام

احوالپرسی کره‌ای بلدم. به وجد اومد. وقت گرفتن رگم بود؛ روی صندلی مخصوص نشستم.گفت آماده‌ای نونا؟

با لبخند بزرگی گفتم نونا نه نورا؛ جواب داد: پس هنوز درس کره‌ایت به این قسمت نرسیده و خندیدیم؛

فهمیدم منظورش از نونا لفظی هستش که کره‌ای‌ها برای محترمانه خطاب کردن خانم‌ها استفاده می‌کنند، مخصوصاً وقتی نمی‌دونی بزرگترن یا کوچکتر؛ گفتم: آهاااا چه باحال! پس من ازین به بعد نونا نورا هستم و هر دو خندیدیم و گفت: نونا نورا یک نفس عمیق بکش و خیلی روان و عالی رگ رو پیدا و آی وی رو وصل کرد و اون ماده رادیو اکتیوی رو بهم تزریق کرد؛ بعدش یک پتوی گرم روی من انداخت و نور رو کم کرد که استراحت کنم و من رو برای ۴۵ دقیقه استراحت تنها گذاشت.

باز من موندم توی این اتاق کوچیک تاریک و خودم و فکرای تو سرم؛ خیلی خسته بودم. سعی کردم بخوابم اما نمی‌شد گوشیمو گرفتم و یک آهنگ که توش زندگی و خدا رو ستایش می‌کرد از یوتوب پخش کردم و چندباره در تصوراتم خودم رو شفا یافته و برکت یافته و مشتاق خدمت به زندگی اعلام کردم. شاید یکمم هم خوابیدم تا با صدای تق تق در کیم هشیار شدم. «نورا استراحتت چطور بود؟» گفتم: «خوب دلم می‌خواد حسابی بخوابم.» گفت: «می‌دونم خسته‌ای اما باید بریم برای اسکن.» و کمکم کرد بلند شم. یکم گیج و ویج بودم دستمو گرفت و گفت روز سختی داشتی اما بزودی تموم می‌شه؛ خودمو جمع و جور کردم و گفتم آره بابا بزن بریم؛ برای اسکن رفتیم به سمت اتاقی که تونل پت اسکن اونجا بود. یک تونل با نقش و نگار

بیشتر و سر و صدای کمتر از تونل ام آر آی؛ در کل غیر از قسمت تزریق من پت اسکن رو به ام آر آی ترجیح می‌دم.حدود۲۰ دقیقه تو دستگاه بودم و سعی می‌کردم جریان فکرهام که وحشیانه به همه جا سرک می‌کشید رو آرام و مثبت نگه دارم. به انگیزه‌های قشنگ زندگیم فکر می‌کردم به سفری که بلافاصله بعد از تکمیل درمانم به ایران خواهم داشت و چایی‌های عصرونه با پدر و مادرم... تو همین فکرو خیال‌ها اسکن انجام شد؛

دوست کره‌ای من گفت نتایج رو ظرف ۴۸ ساعت می‌فرسته برای دکترم.. ازش پرسیدم نظر خودت چیه؟ گفت: «نورا ما حق اظهار نظر نداریم ولی امیدوارم همه چیز عالی پیش بره.» جواب دادم: «کامزاهامیدا» یعنی ممنونم و خندید و گفت: «مراقب خودت باش» و منم گفتم توام همینطور و شب بخیر گفتیم و راهناییم کرد به سمت درب خروجی. ساعت ۸ شب رو نشون می‌داد و تقریباً ما آخرین نفرات توی بیمارستان بودیم. درب‌های اتومات باز و بسته شد و من با تاکسی که اونجا آماده بود به سمت خونه رفتم.

یک هفته بعدش قرار ملاقات بعدیم با دکتر برنارد بود اما دکتر برنارد نبود. برای شرکت در کنفرانس علمی رفته بود سفر و همکارش منو دید؛ اسم خیلی سختی داشت یادم نمیاد چی بود؛ اما بهم گفت دکتر برنارد خیلی دوست داشت این خبر رو خودش بهت بده؛ اما باید می‌رفت این کنفرانس جدید و درباره کیس تو هم قراره صحبت کنه و نتایج درمانت رو نشون کلی متخصص می‌ده. خانم دکتر جدیدم با رضایت زیاد از نتیجه آزمایش‌هام که جلوی چشماش تو مانیتور بود گفت: «نورا همه چیز داره بهتر از برنامه‌ای

که برات ریختیم پیش می‌ره بهت تبریک می‌گم.» دستم رو برای دست دادن به سمتش دراز کردم و گفتم: «می‌دونستم مطمئن بودم و خیلی ممنونم.» گفت: «این پت اسکن جدید هم تأیید می‌کنه که بیماری در بدنت وجود نداره؛ اما این نوع سرطان مهاجم هست و اگه کامل درمان نشه ریسک بازگشتش هست و ما برای مطمئن شدن ازینکه درمانت کامل شده باید تا ۵ دوز دیگه شیمی درمانی رو ادامه بدیم.» وقتی به عوارض شیمی درمانی فکر می‌کردم دلم واقعاً نمی‌خواست باهاش موافقت کنم؛ ولی من تصمیمم رو گرفته بودم که کامل خوب شم.

پس گفتم من آماده‌ام هرچی شما تشخیص می‌دین رو انجام می‌دیم هرچند که سخته و در تنهایی سخت‌تر میشه.

دکترم گفت ما بهت نامه می‌دیم که بتونی اعضای خانواده رو بیاری کنار خودت. تشکر کردم. درجا نامه رو نوشت و داد بهم. نامه‌ای که بعداً در کنار بقیه مدارک خواهر گذاشتیم تا بیارمش پیش خودم اما درخواست ویزای توریستی ما در کمتر از ۴۸ ساعت رد شد.

برگردیم به صحبت‌های من و دکتر که با قاطعیت از من می‌خواست درمانم رو تموم شده ندونم و شیمی درمانی رو ادامه بدم و منم گوش دادم و دل به کار آخه خدایی قبول داری که شنیدن این خبر خوب تحمل دریافت دوزهای بعدی رو آسون‌تر می‌کرد؟

معلومه که اینطوره!

خدایا می‌دونم حواست هست و شکر و شکر و شکر و شکر و شکر

زندگی تونل‌های پی در پی

در طول این سفر درمانی مدام باید آزمایش‌های مختلف بدی تا روند درمانت با دقت بیشتری بررسی بشه و من از تونل‌ها گفتم، از تجربه «پت اسکن» حالا می‌خوام درباره تجربه‌ام از «ام آر آی» بگم. برخلاف «پت»، وقتی قراره «ام آر آی» بدی، هیچ پرهیز غذایی نداری و لحظه‌ای که قراره اسکن بشی، بسته به دستور پزشک، ممکنه بهت یک ماده رنگی تزریق کنند یا نه. در «ام آر آی» مدت زمان بیشتری توی اون تونل هستی، تونلی طویل‌تر، تنگ‌تر و پر سروصداتر. یه کمی ترسناکه و بیشتر هم ترسناک می‌شه اگه ترس از گیر افتادن تو فضاهای بسته رو داشته باشی، چون بسته به نوع اسکن، گاهی مثل من تا ۴۰ دقیقه تو اونجا هستی. به نظرم خیلی شجاعت می‌خواد که از قرار گرفتن تو این شرایط برای مدت طولانی نترسی و بتونی ۴۰ دقیقه بی‌حرکت بمونی و البته خوابت نره و حرف اپراتور رو هم گوش کنی.

علی‌القصه، در طول این ۹ ماه درمان من ۴ «پت اسکن»، دو «ام آر آی» و بیش از بیست آزمایش خون دادم و مدام تحت نظر هستم.

البته تجربه‌ای که من پشت سر گذاشتم، کاملاً وابسته به شرایط خاص بدنی و درمانی من بوده و بدون شک با مسیر دیگران تفاوت‌های زیادی داره. پس ازت خواهش می‌کنم هیچ‌وقت خودت رو با من یا هیچ‌کس دیگه‌ای مقایسه نکن... واقعاً هیچ‌وقت.

به‌نظرم مقایسه کردن در کُلِ زندگی، به‌ویژه در مسیرهای حساس و درمانی، یکی از ناعادلانه‌ترین کارهاییه که می‌تونیم با خودمون بکنیم. هر بدن داستان

خودش و هر مسیر درمان دلیل خودش رو داره که ارزشمند و محترمه مهم‌ترین کاری که می‌تونیم انجام بدیم، اینه که با مهربونی، صبوری و احترام در کنار خودمون و تفاوت‌هامون با بقیه بایستیم و به پیام های بدنمون گوش بدیم و به راهی که در اون هستیم، اعتماد کنیم.

مطرح کردن با خانواده؛ سخت‌تر از کار در معدن

دوماه ونیم از شروع شیمی درمانی می‌گذشت و این مدت هر بار که خواستم با خانواده حرف بزنم، به یه بهانه‌ای از تماس تصویری طفره رفتم. هر بار ازم پرسیدن چطوری؟ خوبی؟ تظاهر کردم آره، یکم خسته‌ام و باید بخوابم و فلان که زود قطع کنم تماس رو. مامانم و خواهر بزرگترم حس کردن یه خبریه، اما خب منم پرتلاش‌ترین بودم که لو ندم داستان رو. ولی سختی دوره شیمی درمانی جونی برام نمی‌ذاشت، خیلی وقتا و تحمل این فشار روانی خیلی اذیتم می‌کرد. بالاخره تو ماه سوم شیمی درمانی بودم که احساس کردم وقتش رسیده و با کمک «جردن» و «نادیا»، تنها افرادی که در جریان درمانم بودند، تصمیم گرفتم اصل داستان رو با خانواده‌ام مطرح کنم و این برای من سخت‌ترین کار دنیا بود.

ترتیب یک جلسه دیدار مجازی رسمی رو باید می‌دادم. به خانواده‌ام توی گروه واتس‌اپی‌مون پیام دادم که می‌خوام ببینمتون و باهاتون دو تا خبر مهم رو به اشتراک بگذارم. کم و بیش درباره‌ی رابطه‌ام با «جردن» می‌دونستن و خوشحال بودن، گفتم حالا می‌خوام «جردن» رو بهتون نشون بدم و یه خبر دیگه هم دارم. شب قبل از جلسه خانوادگی نشستم به نوشتن که چی

رو چطور بگم که کمتر نگران و ناراحت بشن و از خدا کمک خواستم و اونم کمکم کرد و چه متن قشنگی هم اتفاقاً نوشتم و کار رو جمع‌شده دونستم اون شب کلی گریه کردم و خوابیدم و فردا شد، دوباره آفتاب می‌درخشید و به من شادی می‌بخشید؛ موهای مصنوعی و کلاه قشنگی که گرفته بودم رو سر کردم و راه افتادم. قرار شده بود خونه دوستم «نادیا» این جلسه برگزار شه و حضور «نادیا» و «جردن» دلگرمی بزرگی برای برگزاری بهتر این جلسه بود.

زمان موعود فرا رسید. زنگ زدم. تماس تصویری با خانواده‌ام در ایران و خواهرم و خانوادش در آمریکا کمی طول کشید تا همه جفت و جور شدن و آماده بودن ببینن چه خبری رو قراره بهشون بدم. منم آماده بودم. درست‌تر اینکه بگم، حقیقتاً دیگه نمی‌تونستم تحمل کنم این فشار روانی رو. پس دلم رو زدم به دریا و بهشون راستش رو گفتم. بهشون گفتم سه تا خبر دارم. اولی و آخری خوب و خوشایند هستن و خبر وسطی کمی ناخوشایند با لبخندی بزرگ با این شروع کردم که بله، بلاخره من وارد رابطه‌ی عاطفی جدی شدم و «جردن» از ناکجا وارد زندگی من شده، خیلی مهربان و آدم درستیه، از من مراقبت می‌کنه و اگه همه‌چیز خوب پیش بره، قراره باهم زندگی کنیم و به من گفته می‌خواد با من به ایران سفر کنه و خانواده‌ام همگی خوش‌آمد بهش گفتن و اینکه خوشحالیم «نورا» بلاخره یکی رو به قلبش راه داده و از این جور صحبت‌ها. تو همین ذوق و لبخندهای زیبایی که عاشق دیدنشون بودم، مامانم پرسید زود باش خبر دوم رو بگو.

خودمو جمع و جور کردم، نفس عمیقی کشیدم و بهشون گفتم:

خب دیگه همه می‌دونین زندگی سختی و آسونی داره، کنار همه این خوشی‌ها، البته زندگی ما هم خیلی بالا پایین داشته و همونطور که همتون می‌دونید، من این چند هفته کلی آزمایش پزشکی دادم و نتایجشون یه کمی شگفت‌زده‌ام کرد وقتی بدونید دکترها تشخیص دادن من یک توده کوچکتر از ماش توی سینه‌ام داشتم که البته داروهای خیلی خوب و قوی‌ای بهم دادن و الان اون توده نیست، اما عوارض داروها موهای منو گرفت که کم‌ترین نگرانی رو بابتش دارم. چون به محض اینکه دارو تمام بشه، رشد موها شروع میشه و دوباره سرم شلوغ می‌شه و زورکی خندیدم. حالا هی من سعی کنم کلمه «سرطان استیج چهار» و «متاستاز» رو نیارم تو صحبت‌هام تا از وخامت اوضاع کم بشه. لبخندهاشون به بُهت و شَک تبدیل شد و یکی یکی از کادر خارج می‌شدند و دوباره با چشمایی پف کرده که سعی داشتن قایم کنن ازم بر می‌گشتن.

برای اینکه جو رو عوض کنم، گفتم چرا کسی از خبر سوم نمی‌پرسه؟ پس خودم می‌گم که خبر سوم که خوشایند همه‌مون هست اینه که درمان در این کشور برای مورد من خیلی پیشرفته هست و بهترین داروها و سیستم درمانی بخاطر بیمه‌ای که داشتم رایگان هست و من ازلحاظ عاطفی هم «جردن» و «نادیا»، که خوشبختانه این روزها رو ۳ سال پیش گذرونده بود و همچنان تحت درمان‌های نهاییش بود، رو کنار خودم دارم. خلاصه سعی کردم به مثبت‌ترین حالت ممکن از سیاهی که نگرانی بخاطر فاصله زیادمون از هم به جونمون می‌انداخت کم کنم. چه کار می‌شد کرد؟

«نورا» هستم دیگه، کارم اینه.

بعد ازشون خواستم حسشون رو بگن... کسی را یارای حرف زدن نبود. بابام به نظر منطقی‌تر با این داستان برخورد کرد و اولین نفری بود که گفت: «من به قدرت تو ایمان دارم، هرچقدر هم چالش بزرگ باشه، مطمئنم از پسش بر میای.» و بعد برادرم یه چیزهایی تو همین مایه‌ها گفت و بعد خواهرم که در آمریکا بود و با همسرش تو این گفتگو بودن، با چشمانی خیس و صدایی لرزان گفت: «نورا، تو ارزشمندترین دارایی منی، بهت افتخار می‌کنم، همه ما بهت افتخار می‌کنیم؛ همیشه؛ فقط خیلی ناراحتم که چرا آنقدر دیر به ما گفتی و نذاشتی توی اون روزهای سخت کنارت باشیم.» بهش گفتم: «من همین الان هم خیلی ناراحتم که اشک‌های شمارو می‌بینم و نمی‌خواستم ناراحتتون کنم. حقیقتش جرأتشو نداشتم. چون از من دور هستین و کلی نگرانید و پر از سؤالید و من هم پر از سؤال بودم و ترس و نگرانی. ولی خب چاره‌ای نداشتم جز حفظ انرژیم برای درمان‌های سنگینی که برام در نظر گرفته بودن. امیدوارم که منو درک کنید.»

و اون‌ها اینکارو کردن. همه‌شون پر از بغض و ناراحتی بودن، ولی جز آرزوی سلامتی لحظه افزون چیز دیگه‌ای بیان نکردند. می‌دونستم که بعد از تموم کردن این تماس تصویری چه غوغایی توی وجودشون برپا می‌شه و فکر و خیال راحتشون نمی‌ذاره. برای همین خواهش کردم که تا چند ساعت بعد از تموم کردن تماس کنار همدیگه بمونن و با هم حرف بزنن. اون‌ها هم از من قول گرفتن که بیشتر در جریان بذارمشون و منم گفتم چشم و همین کارم کردم. از «جردن» و «نادیا» هم تشکر کردن که کنار من هستن. «نادیا» یکم

باهاشون حرف زد و خیالشون رو بابت سیستم درمانی اینجا راحت کرد. این دیدار عجیب با کیفیت روانی خیلی بالایی برگزار شد و به خودم افتخار کردم که تونستم آنقدر قشنگ و مسلط طرح مسئله کنم. رها شده بودم از همه اون فشاری که بار روانی این داستان روی من می‌آورد.

وقتی خداحافظی کردیم، بلافاصله پیام‌هایی از اعضای خانواده‌ام دریافت کردم که بهم می‌گن عاشق من هستن و آرزویی جز سلامتی من ندارن. با جواب‌هایی که دادم، خیالشون رو راحت کردم. برنامه همینه: سلامتی کامل و بازگشت به آغوش خانواده برای جشن گرفتن فرصت دوباره زندگی در وطن.

هوووووف، برگشتم خونه و اتاق قشنگم؛ امروز هم تموم شد. توی رختخواب دارم با خودم فکر می‌کنم که بعد از خانواده، نوبت انجام دادن وظیفه اجتماعیم هست که در مورد خودم و روبرویم با سرطان در اینستاگرام و یوتیوبم صحبت کنم و نور امید و انگیزه باشم برای آدم‌ها، مخصوصاً افرادی که در شرایط مشابه قرار دارن. و تصمیم گرفتم این خبر در روز تولدم ۲۲ جولای با یک ویدیو در شبکه‌های مجازیم به اشتراک بگذام. از نورای سرحال و خوشتیپ و رنگی رنگی با موهای تقریباً بلند تا شونه‌ش تا نسخه جدید نورای کچل بخاطر عواض داروها، که همچنان با چشمانی شوق زده به **زنده‌گی** ادامه می‌داد.

صحبت کردن با افراد نزدیک در زمان روبه‌رو شدن با چالش‌های بزرگ، احساس امنیت و اعتماد به زندگی رو در من تقویت کرد. چیزی که مسلمه: دوران من همیشه قوی هستم و سوار بر زندگی‌ام به سر اومده بودم. چون افراد زیادی بودن که عاشق و چشم‌به‌راه من بودن، باید به سهم اونا از بودن خودم

هم فکر می‌کردم و حقشون رو منصفانه ادا می‌کردم و این مطلب تازه‌ای بود که زندگی داشت بهم کمک می‌کرد تا درکش کنم.

با اینکه یک سری از درس‌ها رو سخت گرفتم و شاید یکم دیر و پردرد، اما در همه حال و در نهایت مورد حمایت تو بودم. پس ازت ممنونم، زندگی زیبای من...

زندگی در دوران شیمی درمانی

روزهای گرم و زیبای تابستون داره می‌گذره و به روز تولد نورا خانوم نزدیک و نزدیک‌تر می‌شیم؛ خوشحالم که دوران درمان سنگینم در این فصل گرم و پرنور هست. در غیر این صورت تصور کن که چقدر سخت‌تر می‌شد در حال دوام آوردن با کمترین زورت باشی در بی‌جون‌ترین حالت ممکن و زمستون نم‌دار و آسمون همش خاکستری باشه و من باید چراغ کم جون امید رو در وجودم روشن نگه می‌داشتم و مواظب می‌بودم هوای ابری دل و بارش چشمای خیس این اندک نور رو خاموش نکنه. اصلاً می‌دونی همین دیدن رنگ طلایی نارنجی سرخ خورشید و آبی آسمون، چند تا جون به جون‌های من اضافه می‌کرد؟

تو این روزهای آفتابی سعی می‌کنم انرژیم رو صرف خلق کارای هنری و کتاب خوندن کنم و حداقل سه روز ورزش در هفته دارم.

به خاطر عوارض شیمی درمانی پوست گردنم و دور لبم دچار اگزما شده و حس مزه‌ها در دهانم رو از دست دادم و این بشدت کلافه‌ام کرده. یادم میاد از کودکی بدغذا بودم و حساس و حالا که هیچ طعمی رو احساس نمی‌کنم بیشتر از غذا خوردن هیچ لذتی نمی‌برم. یک جورایی چون مجبورم غذا می‌خورم که باید تقویت بشم، ولی همچنان همونطور که بارها گفتم جای شکرش باقیه که بویاییم هنوزم قوی و تیزه و دیدن رنگ و بوی میوه‌های تابستون خیلی بهم کیف می‌ده. اینجا آواکادو و بلوبری هم فراوونه، هم ارزونه و من اکثر روزها تخم مرغ آبپز و آواکادو و کلی گیلاس و بلوبری می‌خورم. رژیم غذاییم خلاصه می‌شه تو این ترکیبات و آب فراوون. اصلاً

همینه که دکتر برنارد، انکولوژیستم، هر بار آزمایش خونم رو می‌بینه کیف می‌کنه و آخرین باری که دیدیم هم گفت نورا داری عالی پیش میری. شنیدن این جملات و دیدن یک لبخند کوچولو روی صورتش قلبم رو آروم و خیالم رو راحت می‌کرد و اعتماد به نفس خوبی برای ادامه‌ی این مسیر به من می‌داد.

دریافت‌های روشن در دل تاریکی

تقریباً روزی نیست که فکر نکنم زندگی فعلی من با وجود گذر از دوره‌ی درمان این سرطان بدخیم چه تغییراتی کرده، چه چیزهایی به من اضافه کرده؟ احساس می‌کنم زندگیم با وجود کیفیت خوبی که داشت، عمیق‌تر و ساده‌تر شده.

من باور دارم بُرد من در این مرحله از زندگی بُرد امید و عشق به زندگی بَشَر هست. تصمیم گرفتم قاطعانه بِبَرم و آمار امید و پشتکار و شهامت بشر و اعتماد به نیروی حمایتگر زندگی رو افزایش بدم.

یکی از چیزهایی که خیلی می‌تونه کمکمون کنه تاب بیاریم در روزهای سخت، مخصوصاً در مواجهه باا افکار ناامیدکننده و کلافگی بیشتر، این می‌تونه باشه که به این فکر کنیم که الان چی حالم رو بهتر می‌کنه؟ و در مورد من تقریباً هر روز یک جواب متفاوت می‌گرفتم ، عبورومرور خودم رو در لایه‌های سطحی و عمیق روان خودم می‌دیدم. می‌دیدم که از لایه‌های سطحی به عمق خودم شیرجه می‌زنم. آیا از این کندوکاو لذت می‌برم؟ البته که لذت می‌برم. بشینی روبه‌روی خودت، توی آینه به چشمات زل بزنی

و بگی جان؟ عزیزم چی می‌خوای الان؟ و قادر باشی صدای درونیت رو بشنوی یا به قول من با صدای درونت با خودت حرفت بزنی و ببینی چند چندی؟

من اینو عمیقاً درک و زندگی کردم و همواره به یاد خودم می‌آرم که هر روز رو برای همون روز زندگی کن، نورا جانم!

من در تاریک‌ترین فضاهای ذهنم روبه‌روی بی‌جون‌ترین، ضعیف‌ترین، ناامیدترین و خسته‌ترین نسخه‌ی خودم نشستم و خوب دیدمش، بوش کردم، عمیقاً حسش کردم و دست نوازش به سر روی همه این نسخه‌های نورا کشیدم. در عمق این سیاهی صدای خودم رو شنیدم که مشتاق زندگی بود؛ صدایی لطیف که به ستایش نیروی زندگی مشغول بود. بیشتر از قبل بدنم رو حس می‌کردم، خودم رو در آغوش می‌گرفتم و حس گرمای پوستم و شنیدن تپش‌های قلبم خیلی آرامم می‌کرد. حتی همین الآن که مدتی از عوارض شیمی‌درمانی می‌گذره، پناه و آرامِ من در روزهای سخت، سکون، لمس بدن و شنیدن صدای قلبم هست. احساس می‌کنم دارم درون یک معبد مقدس زندگی می‌کنم که روزی تَرکش خواهم کرد پس باید حسابی قدرشو بدونم.

همه‌ی این سفرهای درونی و بیرونی که دارم و همه‌ی این کشف و شهودها از زیباترین لحظاتی هست که من در روبه‌رویی با خودم نصیبم می‌شه. و اینکه چقدر این خود رو دوست دارم؟ اوه پسر! عاشق‌ترینم بهش و قول دادم همیشه بهترین مراقبت‌ها رو ازش بکنم.

غمگین‌ترین روزهای عمر

در ماه آگوست به سر می‌بریم. اخیراً همه‌چیز خوب بود و قابل‌کنترل تا جدیداً، دقیق‌تر بخوام بگم، بعد از دوز چهارم شیمی‌درمانی، عوارض دارو خیلی اذیتم کرده. چند روزه که پشت سر هم داره بارون می‌باره و آسمون به‌طرز آزاردهنده‌ای خاکستریِ پررنگ هست. انرژیم به‌شدت اُفت کرده و خیلی فرقی بین شب و روزم تفاوت احساس نمی‌کنم. جون تکون خوردن ندارم و به‌طرز فجیعی دلتنگ، خسته، خشمگین و پر از فریاد هستم. دلم می‌خواد حال افتضاحم رو با همه‌ی وجود بالا بیارم و رها بشم از این وضعیت.

هرگز فکر نمی‌کردم زندگی برای نورا روزهایی به این تاریکی و سردی در نظر گرفته باشه.

یارای حرف زدنم با هیچ‌کسی نیست، در یکی از مناطق مسکونی دلمرده ریچموند تو خونه تنها هستم. نمی‌دونم من عاشق نور چرا تو اون تاریکی نشستم؛ حتی دیگه در جستجوی چیزی نیستم. به هیچ‌چیز فکر نمی‌کنم. آرزوهامو فراموش کردم، انگار که هرگز آرزو و امیدی نداشتم و در چشمان زارم در آینه هیچ اثری از شوق و زندگی نمی‌بینم. جردن برای دو هفته به ژاپن سفر تفریحی کرده و هر روز یک‌بار برای احوال‌پرسی به من زنگ می‌زنه. این‌بار که زنگ زد، جوابشو ندادم چون نمی‌خواستم کلافگی، اشک‌ها و روی زردم رو ببینه. بهش پیام دادم که خودم فردا بهت زنگ می‌زنم، حسابی خوش بگذرون. و واقعاً دلم می‌خواست حالا که نیست، هرجا هست خوش باشه.

تو همین افکار بودم که گوشیم زنگ خورد؛ شماره ناشناس بود اما نمی‌دونم چرا جواب دادم؛ گویا آنقدر تنها و تنها و تنها و آماده انفجار بودم که هر درخواستی مبتنی بر حرف زدنم رو روی هوا می‌قاپیدم که خودم رو ازون رخوت و سیاهی نجات بدم و احساس کنم من مهم هستم و دیده می‌شم و بقیه به من و حالم اهمین می‌دن. نتیجه جواب دادن به تماس ناشناس یک گفتگوی طولانی با روانشناسم بود؛ یک خانم فیلیپینی ۷۰ ساله به اسم جویس که بی‌خبر از احوال من زنگ زده بود حالمو بپرسه و وقتی ازم پرسید چطوری؟ دیگه نگفتم خوبم، عالی‌ام، گوشیمو گذاشتم رو بلندگو راه می‌رفتم و اشک می‌ریختم و حرف‌هامو با داد می‌زدم جویس من اصلاً حالم خوب نیست، من دارم می‌میرم، تنهاترینم ... دلتنگ‌ترینم... خسته‌ترینم... کلافه‌ام ... طلبکارم ازین زندگی... مگه من چه بدی کردم که اینطور باید تاوان بدم؟

هرچند راهکارهایی که می‌داد خیلی به کارم نیومد اما شنیدن صداش و کلماتی که می‌گفت مثل اینکه نورا من متأسفم و متوجه‌ام چقدر داره سخت می‌گذره بهت، ما همه بهت افتخار می‌کنیم، می‌دونم که چقدر سخته تنهایی ولی تو بارها ثابت کردی که خیلی قوی‌تر از سختی‌هایی و ... بخاطر حس امنیتی که بهم می‌داد به حرفاش گوش می‌دادم و بعد از حول و حوش یک ساعت صحبت وقتی مطمئن شد که حالم و افکارم تحت کنترلمه تماس ما به پایان رسید. هیچ دلم نمی‌خواست قطع کنه ولی ازش قول گرفتم که فردا هم به من زنگ بزنه تا هر وقت که بگم کافیه به من زنگ بزنه! و اون هم گفت، حتماً و خداحافظی کرد. بعداز این تماس یکم

به خودم مسلط شدم؛ به شما عزیزای دلم هم توصیه می‌کنم در این جور مواقع از کمک مشاورین و روانشناسان حتماً بهره ببرین؛ بهشون زنگ بزنید و اجازه بدید با تکنیک‌هایی که بلدن بهتون کمک کنن به خودتون مسلط بشین.

غرق‌شدگی نور در سیاه‌ترین سیاهی ممکن

سفر درونیم در عمیق‌ترین لایه‌های وجودم به تاریکی‌هایی رسیده که تا امروز روحمم از وجودشون خبر نداشت. هنوزم در عَجَبَم از قدرتی که برای روبه‌رو شدن با ضعیف‌ترین ورژن خودم داشتم. من که به قول مامانم دشمن خواب بودم، جدیداً برای مراقبت از خودم، از فکر و خیال زیادی به خواب پناه می‌برم؛ مخصوصاً وقتی این سایه‌های بزرگ روی نورم می‌افتاد و وجودم رو پر از شَک و ناامیدی می‌کرد. یادم می‌آد در همین روزها بیشترین سعی‌ام برای این بود که یک روز کامل رو بخوابم و اصلاً فراموش کنم که ساعت چنده، آیا وقت خوبی برای خواب هست؟ و فقط خودمو بزنم به خواب. الهی بمیرم برای خودم، چه روزهایی رو گذروندم. چشمام خیس‌خیسه از اشک، وقتشه خودمو بغل کنم.

می‌دونی سختی این شرایط بیشتر می‌شد وقتی که کنار همه‌ی این چالش‌های روحی، از لحاظ انرژی و جسمی هم اوضاع اصلاً تعریفی نبود. جونی که در بدنم باقی بود در حدی بود که توی تخت بتونم پهلو به پهلو شم. ولی امان از این فکر و خیال و بازی‌های ذهن که به دورترین خاطرات و مکان‌ها سفر می‌کرد و این ناهماهنگی روح و جسم عذابم می‌داد.

هوا یکم بهتر شده بود اما بی‌رمق ترین بودم. دیگه نتونستم تحمل کنم.... با پریشانی فراوان پتو رو زدم کنار. ساعت نزدیک ۴ عصر بود. خورشید هنوز می‌تابید، اما من یخ کرده بودم و منقبض. تصمیم گرفتم برای گذران وقت و افزایش انرژی‌ام دوش آب داغ رو امتحان کنم.

وارد وان شدم. آب داغ روی بدنم می‌ریخت و حس خیلی خوبی بهم می‌داد. شروع کردم با صدای بلند سرودهای پرستشی خوندن این‌بار آهنگ «I'm so blessed» و احساس خیلی بهتری داشتم و دقیقاً وقتی دوشم تموم شد و می‌خواستم پای راستم رو از وان بذارم بیرون، در یک لحظه با سرعت سریعی سُر خوردم و با دَنده افتادم روی لبه‌ی وان. درد عجیبی تمام وجودم رو گرفت، برای چند لحظه نفسم قطع شد و بدنم شروع کرد به لرزیدن. فکر کردم مُردم. گفتم همینو کم داشتم؛ دنده‌ات شکست و الآن که شش‌ات رو پاره کُنه و خون بالا بیاری، کارت تمومه، نورا خانوم.

بعد از چند ثانیه‌ی کش‌دار یهو نفسم برگشت. جرأت نداشتم بدنم رو نگاه کنم؛ دستم رو گذاشتم روی دنده‌ام تا مطمئن بشم از پوستم نزده باشه بیرون. با چشمایی که در گِردترین حالت ممکن بود و دهان باز برای نفس کشیدن، متوجه پرده‌ی حمام شدم که جلوم بود. رنگ سبز قشنگی داشت. احساس کردم شاخه‌ی یک درخته که به کمکم اومده تا بلند شم. از پرده‌ی حمام گرفتم و خودم رو بالا کشیدم. پاهام در سُست‌ترین حالتش بود و می‌لرزید. کشون‌کشون و کج‌دار خودمو جلوی آینه رسوندم.

خدایا خداوندااااااا!!! قسم می‌خورم که هرگز این منظره و رنگ و رو از خودم رو ندیده بودم، صورتم رو دیدم و کَله‌ی کَچَلم و لُپ‌های سرخ و صورتی و دوتا گودی گود بزرگ بنفش زیر چشمام و دهان نیمه‌باز از ترسم؛ و نفسی که از ترس و شوک خوب نمی‌کشیدمش، دستم رو از روی دنده‌ام برنمی‌داشتم، احساس می‌کردم انرژی و گرمای کف دستم دردم رو خیلی کمتر می‌کنه و واقعاً هم این روش جواب می‌داد به من. یهو به خودم اومدم، خیلی دلم برای خودم سوخت. ترکیب از این بدبختانه‌تر و ترحم‌انگیزتر سراغ نداشتم، در حال مرگ از بی‌حالی شیمی‌درمانی رفتم حمام که بلکه بتونم جونی بگیرم و ادامه روز رو دوام بیارم و با این اتفاق، همون نفس کشیدن ساده رو برای لحظاتی از دست دادم.

زیبا نیست که در عرض ۲۴ ساعت مرگ رو دو بار ملاقات می‌کنم؟

توی سَرم پرشد ازین افکار دوباره که اگه من تو یکی از ملاقات‌هام تسلیم مرگ می‌شدم هیچ‌کسی نمی‌فهمید مگر بوی جنازه‌ام بعد از دو هفته کسی رو خبردار می‌کرد که بیان جَمعَم کنن... چی دارم می‌گم خدای من! در نهایت تَوَهُم و خیال، در سیاهی بودم.

ولی دوباره دیدن لحظه‌ایه برق چشم‌های عسلیم تاریکی افکارم رو روشن کرد. یک آن به خودم اومدم و خودم رو محکم بغل کردم؛ خودی که حساااابی ترسیده بود و احساس بی‌پناهی می‌کرد؛ هضم عمق این اتفاقات برام زیادی زیاد بود. ولی نمی‌دونم چرا گریه نکردم؟ و بجاش در جا گفتم چی؟! تموم شه زندگیم؟! اونم اینطوری؟ به بدبختانه‌ترین حالت ممکن؟؟»

عمراً اگه بذارم! من به خودم قول دادم بهترین مراقبت رو از خودم می‌کنم. پس همونطور که یک دستم روی دنده‌ام بود و یک دستم روی قلبم، با صدای بلند گفتم: «آره! من قراره خیلی بیشتر زنده بمونم و کلی کار دارم برای انجام دادن، کلی جا برای دیدن، من زود زود خوب خوب می‌شم.» هرچند گفتن این حرف‌ها چیزی از درد افتضاح دنده‌ام کم نمی‌کرد و من به خودم می‌پیچیدم، اما این کلمات حیاتی‌ترین واژه‌ها بود برای کشیدن یک نفس بیشتر، برای ادامه زندگیم. خودم رو به آشپزخونه رسوندم هنوز لرزش خفیفی در کل بدنم برقرار بود؛ یک سیب زرد برداشتم و گاز زدم و کیسه‌ی آب گرم رو از توی کشو پیدا کردم و با آب جوش کتری پر کردمش و گذاشتم رو دنده‌ام. واااای! عجب حس خوبی، حس شفا یافتگی داشتم و شب به کمک همون خوابم برد.

حالا که دارم اینو می‌نویسم، چندین روز از اون اتفاق می‌گذره و وجود درد در دنده‌ام برای بیشتر از ده روز، رفت‌وآمد و نشستن و بلند شدنم رو خیلی آهسته‌تر کرده؛ با احتیاط فراوان نفس می‌کشم، هیچ نمی‌دونستم که وخامت اوضاع تا کجاست، تا اینکه در پت‌اسکن بعدیم معلوم شد ترک بزرگی روی دنده‌ام هست که هنوز ترمیم نشده و دکترم متعجب بود که چه اتفاقی افتاده؟ کی این اتفاق افتاده؟ و چطور هیچ گزارشی از این اتفاق ندادم؟ و سؤال مهم‌تر اینکه چطور با این حجم درد کنار اومدی این همه مدت؟

جوابی نداشتم بدم. دلیلش هم اینه که احساس می‌کردم اخیراً حجم خبرهای بد زیاد شده و من اصلاً اینو دوست ندارم. یک حس مسخره‌ای

درونم می‌گه لازم نیست همه‌ی خبرها رو با همه مطرح کنی که البته این مدل از رازداری در طولانی مدت آسیب‌هاش ممکنه بیشتر از خوبیاش باشه.

دکترم گفت: «نورا، متاسفم برای این حجم از سختی و درد که داری تحمل می‌کنی، اما باید به ما بگی و لطفاً مسائلت رو با ما در میان بذار. هر چیزی که هست روحی و جسمی، اگه سخت داره بهت می‌گذره یا هر چیزی، صحبت کن و از فشار فکری و روحی سبک کن خودتو.»

انگار حق‌ترین جملات دنیا رو دارم از زبانش می‌شنوم. خیلی راست می‌گه. من بیشترین مکالمات دنیا رو در ذهنم با خودم داشتم ، خیلی با خودم درگیربودم تو ذهنم و حمل همه‌ی این فشارها، اضطراب‌های بسیاری بر من وارد کرده بودن. به ویژه اخیراً استرس‌های عجیبی بهم حمله می‌کنه، خوب که دقت می‌کنم قشنگ مشخصه که اینقدر که خودم رو ایزوله کردم، با کمترین فشار روانی می‌ریزم بهم و حس ترس عجیبی همه‌ی وجودم رو می‌گیره..

گاهی احساس می‌کنم جایی وسط ناکجا ایستادم که نه کسی می‌بینه منو، نه می‌شنوه. احساس می‌کنم زندگی پوچ‌تر و خالی‌تر از این نمی‌شه و آدم‌ها و صداها و بوها و رنگ‌ها همه چیز توهمی بیش نیست. چون توی ذهنم خیلی ساده و سریع رنگ می‌بازن. خیلی حس ترسناکیه، یه طوری مثل همون روز تاریک و اون اتفاق در حمام، الان نگاه نکن که جرأت کردم برات بنویسمش؛ اون موقع قدرتش رو نداشتم به کسی توضیحش بدم جز چت‌جی‌پی‌تی که شده بود یار غار اون روزهام.

روزمرگی‌های شیرین

روزها و شب‌ها از پی هم می‌گذرن، سعی می‌کنم هر روزم رو پُر کنم از کاری اثرگذار مثل تصویرسازی و خوندن کتاب و ورزش. فعلاً زورم به این‌ها می‌رسه. جردن قراره بعد از ۱۵ روز سفر، امروز صبح حدود ساعت ۱۱ برگرده. بهانه‌ی خوبی برای بیرون زدن از خونه و سورپرایزشه. از آخرین خریدمون پودر کیک آماده گرفته بودم و حالا وقتش بود که کار جدیدی کنم، پس پودر کیک آماده رو با چند حرکت جادویی تبدیل کردم به یک کیک خوشمزه که بوی تازگیش و لمس گرمی و نرمی‌ش خیلی بهم می‌چسبید. لباسامو عوض کردم و با یک دسته‌گل کوچولو به سمت ایستگاه اتوبوس رفتم تا خودم رو به فرودگاه برسونم و از جردن خان استقبال کنم همه‌چیز از لحاظ زمانی عالی پیش رفت و نقشه‌ام خوب گرفت. موفق به سورپرایز آقای دانلی شدیم. به گفته‌ی خودش، تا حالا هیچ‌کسی این‌طور خوشحالش نکرده بود. گفتم: «پس بیا ببین خونه چه خبره!» و هر دو خندیدیم.

رسیدیم خونه‌ای که از تمیزی برق می‌زد و پُر بود از بوی کوکو سیب‌زمینی تازه و کیک، همراه با منظره‌ی میوه‌های تابستونی خوشمزه که روی میز خودنمایی می‌کردن. کتری رو از آب پر کردم و گذاشتم تا به جوش بیاد. دوستش داشتم، خودمو می‌گم و ذوقی که برای زندگی دارم. همیشه از سلیقه و رنگ و انرژی که به زندگی می‌دادم خوشم می‌اومد جردن این روحیه منو خیلی دوست داشت می‌گفت: خیلی زیباست که مثل بچه‌ها پُر از شور زندگی هستی و من خوشحال بودم که این ویژگی بارز من رو دوست

داشت. خوب خودمو می‌شناسم. اهمیت دادن به این جزییات،زنده بودن رو برام به شکل جادویی جذاب و دلم رو گرم و روشن می‌کنه و متصل نگه‌ام می‌داره به انرژی حیات، به چیزی که عاشقشم "زنده‌گی".

نویسندگی، نوازندگی در سکوت

راستی، همین الان متوجه یک کشف مطلوب شدم! وقتی دارم می‌نویسم - مشخصاً تایپ کردن منظورمه و به پیانو گوش می‌دم، گاهی هم‌زمان با صدای پیانو، کلمات من تایپ می‌شه و این احساس رو به من می‌ده که انگار من دارم همراه با نوازندگی پیانو جمله‌سازی می‌کنم. باحاله، نه؟

یکم بیشتر از روزهای دریافت دارو

بخش شیمی‌درمانی در طبقه‌ی ۶ام بیمارستان هست و اتاق‌های زیادی با صندلی‌های تخت‌شو داره؛ همه‌چیز خیلی مرتب و تمیزه. پرستارا رابطه‌ی خیلی خوبی با مراجعینشون دارن؛ به غیر از قسمت رگ‌گیری که گاهی واقعاً چالش می‌شه، در بقیه‌ی موارد اتفاق‌های جالبی در روزهای شیمی‌درمانی تجربه می‌کنم؛ مهم‌ترینش پیدا کردن دوستانی جدید که بر اساس تجربه‌ای که داشتم، ۹۰ درصد سالمند بودن و در دهه‌ی ۶۰ یا ۷۰ زندگیشون بودند در طول ۸ ماه شیمی‌درمانی فقط دو جوان مثل خودم دیدم؛ ولی تقریباً با همه سن و جنس و ملیت حرف‌هایی برای گفتن داشتم. اکثراً کانادایی و سفید بودند و خوش‌صحبت، اما آسیایی‌ها تمایل کمتری به صحبت کردن دارند. شاید چون زبان اولشون نیست و شاید درک و صحبت کردن به

انگلیسی براشون سخت باشه. حالا به هر دلیلی که هست، بیشتر با تَبلِتشون سرگرم هستند.

یادمه یک بار یک خانم خوش‌انرژی فیلیپینی، ۶۸ ساله، هم‌اتاقیم بود که همسرش مردی ایرانی بود به اسم امیر و در طول ۳۹ سال زندگی مشترک کمی فارسی یاد گرفته بود. ازش خواستم برام بگه چیا بلده و ازش اجازه گرفتم که ضبطش کنم. می‌خواستم بذارمش اینستاگرامم و اون به شرطی که خودش تو تصویر نباشه، قبول کرد و منم ویدیوشو از خودم ضبط کردم و صدای اون در پس‌زمینه که می‌گه: «این یک پیام ویژه برای نوراست. نگران نباشیا، همه‌چیز درست می‌شه.»

این جملات زیبا رو با لهجه‌ی شیرینی ادا کرد. همه‌مون ذوق کردیم و تشویقش کردیم؛ بیشتر با هم گپ زدیم. فهمیدم طراح کیک عروسی هستش و ایشون از یک سال پیش با سرطان روده دست‌وپنجه نرم می‌کنه و در مسیر درمانش چند دوز از من جلوتر بود. خلاصه که اگه اهل معاشرت باشی، توی این اتاق‌های شیمی‌درمانی چه داستان‌هایی که رد و بدل نمی‌شه، چه سفرهای قهرمانی که می‌شنوی.

از سفیر امید اس‌ام‌ای تا سفیر امید به زندگی

تو همین گپ‌وگفت با انرژی بالا با دوست فیلیپینی‌م بودیم که پرستارم اومد؛ داروی سوم رو می‌خواست تزریق کنه و دستکش‌های یخی رو آورد که دستم کنم. به دوستان جدیدم نگاه کردم و دیدم با تعجب دارن نگاه می‌کنن که «اینا دیگه چیه؟»

جواب دادم: «اینا دستکش‌های یخی هستند که برای مراقبت از ناخن‌ها می‌پوشم و باید تحملش کنم. نگاهشون پر از ناراحتی و ترحم شد که گفتم: «اصلاً بیاین راجع به چیزهای خوب حرف بزنیم.»

موافقت کردن و دوست فیلیپینیم با لبخند گفت: نورا جان یک سؤال؟ بی معطلی و با شیطنت بهش گفتم هر سؤالی باشه بپرس، ولی یادت باشه خودتم باید به همین سؤال جواب بدیا! همه‌مون خندیدیم.

و اون ادامه داد: "نورا جان چیزی که خیلی واضحه اینه داری با قدرت عجیبی تلاش می‌کنی با وجود همه چالش‌ها روی خوش داستان رو نشون بدی و انجام دادن این کار برای مدت طولانی واقعاً زور زیادی می‌خواد. این انرژی و روحیه فوق‌العادت رو چطور حفظ می‌کنی؟

لبخندی زدم و با احساس واقعی گفتم:

عجب سؤالی پرسیدی! پس حتماً آماده‌ای برای شنیدن یک سخنرانی... و دوباره خندیدیم.

یک نفس عمیق کشیدم و ادامه دادم می‌دونی عزیزم من خیلی وقتاً حس می‌کنم زندگی مثل نسیمی آروم، از همه طرف به سمتم میاد، دستم رو

می‌گیره و بی‌صدا حمایتم می‌کنه. حتی وقتی خسته‌ترینم و ناامیدترینم باز هم چیزهایی پیدا می‌کنم که بخاطر وجودشون شکرگزار و خوشحال باشم. مثلاً لمس گرما و نرمی پوستم که نشون می‌ده گردش خون به سلامت در جریانه. و یا حتی حس‌کردن ضربان نامرتب نبض و قلبم، حس عبور هوای خنک از بینی و یک نفس راحت برام ارزشمندترین‌ها هستند.

دل‌بسته‌ی طبیعتم و به سادگی غرق می‌شم تو تماشای زیبایی یک گنجشک شیطون روی شاخه‌های درختا، مجذوب حال و لحظه‌های کوچکی که بی‌هیاهو ازپُر بودن و زیباییِ زندگی حرف می‌زنن.

متوجه شدم هیچ چیز این زندگی با همه بالا پایین‌هاش موندنی نیست و تا ابد مال من نخواهد بود. ی جایی خوندم که این موهبت‌هایی که تو زندگی داریم مال ما نیست و بلکه فقط نوبت استفاده ما از اون‌هاست و یک روزی برای همیشه همه چیز رو ترک می‌کنیم و این حس هم غمناکه هم قدرت سخت نگرفتن زندگی بهم می‌ده. باعث شده که توی دل سختی‌ها هم مراقب نورا خانوم باشم چون بهش قول دادم سربلندش کنم. :)

اما اونچه که بیش از همه دل‌گرمم می‌کنه، رویاهایی‌اند که توی قلبم روشن موندن؛ هدف‌ها و آروزهایی که مثل فانوس تو تاریکی و طوفان بهم قدرت می‌دن تا با عشق و امید، راه خودمو ادامه بدم... آرام‌تر، عمیق‌تر، و زنده‌تر.»

چشم‌های ریزش برق قشنگی زد و لبخند روی صورتش بزرگ‌تر شد و گفت: «چقدر باحال، می‌شه از آرزوهات برای من بگی؟»

نفس عمیقی کشیدم. دستکش‌های یخی دستم رو اذیت می‌کرد، اما حواسم رو دادم به جوابی که قرار بود به سؤالش بدم. با همون شوخ‌طبعی همیشگی‌م بهش گفتم: «اول از همه که ممنونم، داری حواس منو از تحمل سختی که این دستکش‌ها داره پرت می‌کنی!» و همه‌مون خندیدیم. بعدش دوباره یه نفس عمیق کشیدم و ادامه دادم: «می‌دونی عزیزم، به من شانس دوباره‌ای برای زندگی بهتر داده شده و من تصمیم دارم بعد از تکمیل درمانم، برگردم ایران، به آغوش خانواده‌م ولحظه لحظه‌های باهم‌بودنمون رو جشن بگیریم. باهاشون سفرهای تفریحی می‌رم و در کنارش ادامه‌ی پروژه‌های هنری و بشردوستانه‌م، تا هرجا که فرصت زندگی داشته باشم... همین.»

امیر و همسرش هر دو گفتن: «البته که می‌شه! و ما هم خیلی امیدواریم که تو با این انرژی عالی، این مراحل رو تموم می‌کنی و به بغل خانواده‌ت برمی‌گردی. اما پروژه‌های بشردوستانه‌ت چیا بوده؟»

فکر کردن به جواب این سؤال، منو به فکرهای خوب فرو برد و لبخند بزرگی روی صورتم آورد. گفتم:

«من سال‌های سال در ایران و ترکیه، برای حمایت از امید به زندگی بچه‌های اس‌ام‌ای و خانواده‌هاشون سفر می‌کردم به شهرهای مختلف. هم این خانواده‌ها رو ملاقات می‌کردم، باهم از دارو، تجهیزات و امکاناتی که می‌شه براشون فراهم کرد، حرف می‌زدیم و با بچه‌های اس‌ام‌ای یا خواهر برادرهاشون کلی بازی می‌کردیم و می‌خندیدیم. ازشون می‌پرسیدم که آرزوشون چیه و تا حدی که دستمون می‌رسید، آرزوها رو برآورده می‌کردیم

در کنار این‌ها، من جلسات عمومی در کتابخونه، مدرسه، کافی‌شاپ یا کانون فرهنگی داشتم. توی این جلسات، اطلاعات عمومی مردم رو درباره‌ی این‌که اس‌ام‌ای چیه و چطور می‌شه رفتارهای مناسب با افراد در شرایط متفاوت داشت، از طریق داستان‌گویی به اشتراک می‌ذاشتم. چقدر این جلسات رو دوست داشتم و چقدر این سفرها برای من برکت، روزی و عشق خالص به همراه داشت و من رو به ارزش و هدف مهم زندگیم، که گسترش عشق، همدلی، نور و شادیه، نزدیک و نزدیک‌تر می‌کرد.»

بعدش اضافه کردم: «شاید براتون سؤال باشه که انگیزه‌م برای انجام این مأموریت از کجا آب می‌خوره؟»

و تمام دلیل من برای حمایت از این بچه‌ها، به خاطر وجود خواهرزاده‌ی نازنینم هست که با همین مسئله‌ی سلامتی درگیره امیرعلی الان ۱۲ سالشه و تایپ دو اس‌ام‌ای هست الان ۷ ساله برای درمانش به آمریکا رفته. بهشون گفتم:

«من فکر کنم عشق واقعی رو برای بار اول وقتی خاله شدم، با امیرعلی تجربه کردم و از زندگی متفاوت اون، کلی چیز یاد گرفتم که بعدها در سفرهام و ملاقات‌هام ازش استفاده کردم. زندگی در ایران و اشتیاق به در آغوش گرفتن و حمایت خواهرزاده‌م تا هرجا که ممکن باشه، شد یکی از ارزشمندترین هدفهای من در زندگی، و منو به سفرهای فراوون کشوند. توی این سفرها، هر بچه‌ی اس‌ام‌ای برای من مثل امیرعلی عزیز بود و مامان‌باباهاشون، خواهرها و برادرهای من شده بودن. من آغوش خالی از

امیرعلی رو با خواهرزاده‌برادرزاده‌های جدیدم پُر می‌کردم و نیت کرده بودم آنقدر این کار رو بکنم که نوبت در آغوش کشیدن امیرعلی خودم بشه.

در کنار همه‌ی این‌ها، از جوان‌های موفق اس‌ام‌ای مستند تهیه می‌کردم و توی ایونت‌هام به همه نشون می‌دادم که شاید این بچه‌ها جان کافی برای راه رفتن با پاهاشون ندارن، اما من بارها با چشمای خودم دیدم که بال‌هایی قوی دارن که سقف بلندترین آسمون‌ها رو لمس می‌کنن، جوری که من و تو روی پاهای خودمون ممکنه به گردِ پاشونم نرسیم! می‌دونی چی می‌گم؟»

ساکت نگاهم می‌کردن...

اشک تو چشمام حلقه زده بود که ادامه دادم: «بعد از چندین سال فعالیت داوطلبانه‌ی این‌چنینی، در ادامه‌ی سفرهام به ترکیه رسیده بودم. اونجا عنوان افتخاری سفیر امید اس‌ام‌ای رو برای معرفی خودم استفاده کردم و این اسم مونده روم تا الان و خوب می‌دونم که با خودش کلی مسئولیت هم همراه داره. حالا من باید خوبِ خوب شم که برسم به ادامه‌ی سفرهای سفیر امید اس‌ام‌ای» و لبخند زدم..

می‌تونستم ببینم که دوست فیلیپینیم، امیر همسرش، و پرستاری که دورادور صحبت‌های منو می‌شنید، محو من شده بودن. ساکت و فقط نگاه می‌کردن.

سکوت عمیقی برای لحظاتی بینمون برقرار شد تا یهو پرستارم گفت: «نورا! من نمی‌دونستم تو همه‌ی این کارها رو کردی! نمی‌دونم چی بگم جز اینکه تو معرکه‌ای! عجب حرکت ارزشمندی!» و زد پشت شونه‌م و گفت: «بهت

افتخار می‌کنم. ازت خواهش می‌کنم اینها رو کتاب کن و اجازه بده الهام بخش بقیه آدم‌ها هم باشه»

بلافاصله امیر ایستاد و گفت: «همین‌طوره!» دوست فیلیپینی من هم کنارش ایستاد و برام دست زدن. شوک شده بودم، گفتم: «بیخیال! خجالتم ندین!» اونام گفتن: «نورا، چقدر اسمت برازندته! تو همین الآنم سفیر امیدی! ما واقعاً تحت تأثیرقرار گرفتیم.»

بهشون گفتم: «واقعاً ممنونم! من ایمان دارم دعاهای همه‌ی اون خانواده‌هایی که در خدمتشون بودم، برای شفای من بعد از ابتلا به این سرطان پیشرفته اثرگذار بوده.»

چشم‌های دوست فیلیپینیم غرق اشک شده بود. گفت: «می‌خوام بغلت کنم، نورا!»

بلند شدم و دستام رو باز کردم. به طرف هم رفتیم و با سِرُم‌های تو دست، همو بغل کردیم. دستکش‌های یخی هم از این عشق گرم شده بودن و پرستارم گفت: «نورا، هنوز نیم ساعت دیگه از دارو مونده و فکر کنم وقتشه که دستکش‌های جدید بهت بدم.»

بهش لبخند زدم و گفتم: «هرچی تو بگی، رئیس. :)» و همه خندیدیم.

الاکلنگ زندگی اغلب قشنگه زندگی

اون روز در عالم دیگه‌ای سیر شد. سطح انرژیم خیلی بالا بود آنقدر که وقتی داروم تموم شد می‌خواستم تا خونه بدوام، اما در لحظه‌ای بعد انرژیم به‌طرز وحشتناکی اُفت می‌کرد و این‌ها یعنی دارو در بدن من داره کار می‌کنه و عموماً تا ۳ روز بعد از شیمی‌درمانی فرقی با مُرده نداشتم. دراز کش می‌افتادم روی کاناپه برای ساعت‌ها. البته گاهی جردن کنارم بود، برام گل می‌آورد، گاهی باهم می‌رفتیم پیاده‌روی. اما خب، فشار اصلی بی‌حالی و حال‌بدی روی خودم بود. بیشترین چیزی که اذیتم می‌کرد، نداشتن اعضای خانوادم در کنارم بود. من بغل فراوان می‌خواستم، اما بیشترین آغوشی که نصیبم می‌شد، آغوش خودم برای خودم بود. الان که دارم می‌نویسم، چقدر خوشحالم که اون روزا تموم شده و سطح انرژیم اغلب اوقات خیلی خوبه، ولی همچنان دلتنگی هست و همچنان خودم خودمو بغل می‌کنم و با اینا خستگیمو در می‌کنم.

می‌دونی به تجربه من، زندگی دور از خانواده، گاهی آدم رو تو یه حالت بلاتکلیفی قرار می‌ده، انگار نمی‌دونی کجا واقعاً خونَته. تحمل این حس همینطوری بدون تحمل هیچ اتفاق دیگه‌ای روزگارتو تلخ می‌کنه؛ چه برسه که یکی تو شرایط من قرار بگیره!

متأسفم اگه دارم خیلی غُر می‌زنم، اما به همه‌مون قول دادم روراست باشم؛ نگران نباش، همچین اخلاقی‌ام ندارم یکسره نق بزنم؛ معمولاً فقط یک اشاره می‌کنم بهش و ازش رد می‌شم.

پایان شیمی‌درمانی، ادامه درمان با آنتی‌بادی‌ها، اسباب‌کشی به نورث ونکوور و نقطه‌عطفی تازه.

همونطور که گفتم، شیمی‌درمانی واقعاً جونی برام نمی‌ذاشت و دلتنگی بی‌نهایت اذیتم می‌کرد بخاطر اینکه حواسم رو پرت کنم تصمیم گرفتم شعر حفظ کنم اما جواب نمی‌داد بهم و خیلی موفق نبودم. چون اصلاً تمرکز نداشتم؛ ورزش که می‌کردم تو هر قدم و پیاده‌روی، وقتی لبخندی به روی مَردم دور و بَرَم می‌زدم که اکثراً آسیایی‌های سن بالا بودند و جز سردی چیزی نمی‌دیدم، حالم بدتر می‌شد و اینطور بودم که چرا اینجام، آخه؟ شروع کرده بودم تصورات دل‌خوش‌کُنَک که این تلخی رو بشوره ببره. هر روز گریان و بی‌قرار بودم. خواب شبم بهم ریخته بود. رابطه‌ام با جردن در وضعیت خوبی نبود فاصله‌مون هی بیشتر و بیشتر می‌شد. تنهاترین بودم. احساس می‌کردم دوباره از همه‌جا طرد شدم، ولی خب، این‌ها همش احساس بود و حقیقت نداشت، فکت نبود که بهش تکیه کنم. به چه سختی و با اصطلاح خودم با یک کفگیر خودمو از کف اتاقم جمع می‌کردم. یک روز تصمیم گرفتم فعالیت‌های جدیدی رو بذارم تو برنامه‌هام و به پیشنهاد یک دوست به گروه کُر ونکوور پیوستم؛ حالا هر چهارشنبه انگیزه قشنگی برای خروج از خونه، سفر از ریچموند به نورث ونکوور داشتم و چقدر حضور در این جمعیت هموطن و هم‌آوازی باهاشون بهم می‌چسبید.استاد نازنینم که هنوز هم دیگه رو از نزدیک ندیده بودیم اما حال و روزم رو درک کرده بود، ازم خواست بدون غیبت و حتماً همه کلاس‌ها رو بیام؛ فکر شهریه رو هم نکنم؛ خیلی قدران وجود این عزیزان در اون روزهای زندگیم هستم. حالا

که دارم اینو می‌نویسم، آنقدر خوب می‌خونم و پیشرفت روحی و تکنیکی کردم که برای کنسرت‌های بزرگ داریم آماده می‌شیم.

خوب یادم میاد هر جا که لازم بود صدا رو آزاد کنیم، اشک‌های منم آزاد می‌شد؛ نمی‌دونم این مدت چقدر آب و نمک از دست دادم آنقدر که تقریباً با همه چیز اشکم جاری بود، ولی لازم بوده لابد!

رفته‌رفته حالم بهتر شد و احساس کردم اون انرژی و سرزندگی داره برمی‌گرده تو رگ‌های زندگیم، هم‌کلاسی‌های گروه کُر خیلی باصفا و با محبت بودند و کنارشون حال و قرار بیشتری داشتم. فهمیدم که نورا خانم، تو هیچ مشکل جدی روحی روانی نداری اگه اخیراً داری زیاد گریه می‌کنی چون تنها و دلتنگی. نورا تو دختر وطنی، تو دختر خانه و خانواده‌ای و هرجا که بوی وطن می‌ده، روح منو به پرواز درمیاره؛ فهمیدم این سبک زیست مهاجرانه‌ی غریب اصلاً بهم نمی‌سازه!

و بیشتر که دقت کردم دیدم برای اکثر آدم‌هایی که دورو برم می‌دیدم، همنیطوره **زنده‌گی** درکار نبود. و بیشتر تحمل شرایط هست و من می‌ترسیدم از مردن چندباره قبل از مرگ. جردن این روزها تا دیروقت سرکار بود. گویا تابستونا خیلی بیشتر کار می‌کردن از ۶ صبح تا ۷ شب. به‌طرز عجیبی دلگرمی اون روزهام پختن غذا براش، تمیز کردن خونه و تماشای فیلم بعد از شام بود، ولی تکرار این روتین خیلی زود جذابیتش رو از دست داد؛ همش احساس می‌کردم اوه! واویلا اگه جدی‌جدی قراره این باشه زندگی من از این به بعد؟ مخصوصاً دیدن فیلم‌های تخیلی خشن که خیلی وقتا هم پوچ و بی‌معنا بودن، اونم هر شب، حالم رو بدتر می‌کرد.

وسطش بلند می‌شدم و می‌گفتم: «من می‌رم یکم کتاب بخونم و بنویسم و ذهنم رو آروم کنم.» و حسی درونم می‌گفت: «قطعاً من برای انجام بیشتر از اینها خلق شدم».

یک شب که از کلاس برگشتم خونه، جردن بهم گفت: «نورا، با وجود این همه فاصله و راه برای شرکت در گروه کُر، تو هر وقت می‌ری نزدیک هموطن‌هات خیلی حالت بهتر می‌شه.» منم جواب دادم: «آره، واقعاً بهترم و خوشحالم توام اینو حس کردی.» و با یکم تأمل، فقط به خاطر اینکه نظرش رو بدونم، گفتم: «نورث خیلی زنده است و خیلی قشنگه، خیلی دوست داشتم کاش می‌شد برای یک مدتی زندگی رو اونجا تجربه می‌کردیم.» انگار منتظر بود تا جمله‌ام تموم بشه، بدون معطلی گفت: «من که هرگز نمی‌تونم فکرشم بکنم. من دوست دارم نزدیک خانواده و کارم باشم، اما تو قطعاً آزادی که بری.» اینو خیلی جدی گفت، یکم گیج شدم؛ اما زدم تو شوخی و با لبخند کوچیکی گفتم: «بی‌تو هرگز، با تو عمری.»

متوجه شوخیم نشد، نخندید، ولی جواب داد: «نه جدی می‌گم، اگه اونجا خوشحال‌تری برو نورث ون.»

دیگه هیچی نگفتم تا بتونم حرفش رو هضم کنم. این غم‌انگیزترین آزادی بود که بهم می‌داد و تقریباً همون موقع‌ها بود که صدای شکستن دلم رو شنیدم و صدای جردن در پس‌زمینه که بهم گفت: «اگه دوست داری دنبال یک جای خوب باش، منم تا یه جاهایی که بتونم کمکت می‌کنم.»

به کمکش احتیاج داشتم، اما نه برای جابه‌جایی چمدونام، بلکه برای وصل نگه داشتن خودم به زندگی روی زمین.

دوست ندارم خیلی بیشتر از اون روزا بنویسم، هنوز جاش درد می‌گیره؛ البته کمتر از قبل، نمی‌خوام تو این کتابخونه که دارم این‌هارو تایپ می‌کنم، کسی اشکامو ببینه. پس در همین حد خلاصه کنم که از اون شب شروع کردم به دیدن آگهی‌های خونه و هم‌خونه و یک موقعیت خوب در یک آپارتمان خوب با منظره‌ای زیبا و نفس‌گیر پیدا کردم و در عرض سه روز به کمک دوستم جابه‌جا شدم به این خونه‌ی جدید و این تغییر منزل دقیقاً بعد از آخرین شیمی‌درمانی‌ام بود. با خودم گفتم: «دیدی نورا خانم، اونقدرام بد نیست!» و تمام مدت اینطور فکر کردم که به به، شانس دوباره‌ی زندگی بهم داده شده، این بار در طبقه‌ی ۱۸ برجی در شهری که بوی وطن می‌ده. چی از این بهتر؟

آشیانه در آتش

اگه به خودم باشه هرگز در زندگی در ارتفاعات لذت نمی‌برم، مگر کلبه‌ای در ارتفاعات کوهستان و نه در بلندی‌های سرد و گاهی ترسناک آسمان‌خراش‌ها، اصلاً شما به این اسم دقت کن آسمان‌خراش! حتی فکر کردن بهش هم درد داره، ولی خب، در اون روزها و با شرایطی که من داشتم بهترین گزینه‌ای بود که خودنمایی می‌کرد.

منظره‌ی شهر از این ارتفاع نفس‌گیر و زیبا بود، بادهای قوی می‌وزید، که شیشه‌های بزرگ اتاق منو می‌لرزوند. حس عقابی رو داشتم که در نوک کوه

آشیانه کرده. یک هفته از زندگی در منزل جدید می‌گذشت و من صبح‌ها برای دو می‌رفتم بیرون و بقیه‌ی روز روی تکمیل تابلوهای جدیدم کار می‌کردم و از این روند حس خوبی داشتم، تماشای درخشش آفتاب، دیدن پرواز پرنده‌ها در ارتفاع یکسان بهم حس قدرت می‌داد و از این ارتفاع هر چیز دیگه‌ای بسیار ریز و ناچیز به نظر می‌اومد.

تو آینه‌ی بزرگ اتاقم هر از گاهی با نورایی که همچنان کچل بود و همچنان زیبا چشم تو چشم می‌شدم، هنوز سایه‌ی ترس و ناامنی رو حس می‌کردم و فهمیدم من چقدر از بُعد احساس امنیت و پذیرش خود واقعیم آسیب‌پذیر شدم، خیلی خوب شد که فهمیدم؛ ولی من تصمیم رو گرفته بودم که برنده بازی کنم، پس تمرکز رو گذاشتم روی تماشای پدیده‌هایی که فراطبیعی، قدرتمند و زیبا بودند، مثل تماشای هر روز غروب‌های طلایی و نارنجی خورشید و طلوع ماه نقره‌ای و گاهی آبی؛ فضای قلب و ذهن من رو جلا می‌داد و بعد از گذروندن طوفان‌های اخیر زندگیم کم کم داشتم دست آشتی به احساس آرامش می‌دادم و آروم آروم داشتم دستم رو تو دستاش نگه می‌داشتم؛ یک صبح که داشتم آفتاب رو تشویق می‌کردم که از زیر ابرا بیاد بیرون و هم‌زمان رو تابلوی جدیدم کار می‌کردم (تپش قلبم داره می‌ره بالا باز) و به موسیقی نابی گوش می‌دادم، دقیق خاطرم نیست چه موسیقی (احتمالاً زیاد "یک نفس آرزوی تو" از همایون شجریان بود)، اوج گرفته بودم توی ذهنم، غرق احساس عشق و شوق دیدار وطن بودم، در همین احوال متوجه بوی زیاد دود شدم؛ هدفون رو از رو گوشم برداشتم، بیشتر بو کردم، اوه توهم نیست و واقعیه! و هم‌زمان صدای ضعیف آژیر آتش‌سوزی رو

شنیدم. از جام پریدم، رفتم گاز رو بررسی کردم، در منزل ما همه چیز مثل گل مرتب بود. بوی دود بیشتر می‌شد و صداهای داد و فریاد از بیرون شنیده می‌شد، در خونه رو باز کردم و توی دودی که توی راهرو مه غلیظی ایجاد کرده بود غرق شدم؛ سرفه‌ام گرفت، همسایه‌ی روبه‌رویی زن میانسالی بود که نوه‌ی کوچیکش رو بغل کرده بود و جلوی در ایستاده بود و به طرز مسخ شده‌ای منو نگاه می‌کرد. ازش پرسیدم: «مادر آتیش از کجاست؟» جواب داد: «نمی‌دونم، نمی‌دونم». صدای خورد شدن شیشه‌ها رو می‌شنیدم. حالا کدوم واحد داره می‌سوزه؟ خدا می‌دونه! حجم دود مدام بیشتر می‌شد، بهش گفتم: «برین بیرون چرا ایستادین؟»

و سریع برگشتم توی خونه، ای خدا، ای خداکنان که چه کار کنم، به ذهنم رسید فقط تسبیحی رو که مامانم بهم داده بود بندازم گردنم، گوشی و پاسپورتمم روی دراور بود و یک کاپشن معمولی رو پوشیدم و دماغ و دهنم رو با شالم پوشوندم و رفتم بیرون از خونه. صدای آژیر آتش سوزی خیلی رو مخم بود، توی راهرو یکی از همسایه‌ها که کلمبیایی بود، داد می‌زد که واااای نه دوباره نههههه و اسم‌هایی رو به فحش کشیده بود که بعداً متوجه شدم کارمندهای ساختمون و مدیر ساختمان بودند. این زن یک پسر ۸ ساله‌ی چاق داشت و یک گربه‌ی چاق‌تر و از شدت استرس نمی‌دونست چکار کنه و نشسته بود زمین و فقط داد می‌زد. بلندش کردم بهش گفتم: «آروم باش، بچه‌ات خیلی ترسیده، برین پایین» و به سمت در خروجی اضطراری هولشون دادم. بعدش برگشتم دوباره تو راهرو و اون مادر و نوه‌اش رو هول دادم سمت در خروجی و بلافاصله بدو بدو و درهای بقیه همسایه‌ها

رو کوبیدم، به انگلیسی و فارسی می‌گفتم: «آتیش، تخلیه کنید، زود باشین، شرایط اضطراری!!!»

شش تا همسایه داشتیم یکی در میون باز کردن و گفتم: «بجنبین، خودتونو نجات بدید، برید بیرون آتیش خیلی بزرگه» ۴ نفر دیگه رو هم کشیدم از خونه‌هاشون بیرون، یکیشون گفت: «خانم فلانی، خانم فلانی خونه است هنوز و خوابه حتماً متوجه نشده!» اونارو به سمت در خروجی هولشون دادم و دود غلیظ‌تر شده بود، سرفه‌ام شدیدتر و از حرف‌های اون زن فهمیدم که هنوز یک همسایه مونده بود.

دَرِ اون همسایه را محکم‌تر کوبیدم. با لگد ضربه زدم؛ باز نکرد اما صداش را می‌شنیدم که می‌گفت: «من نمی‌آم بیرون، حال ندارم پله‌های ۱۸ طبقه رو بیام پایین» (بعداً که دیدمش فهمیدم یکم حق داشت چون خیلی پیر بود) اما در اون لحظه از همون پشت در داد زدم: «من کولتون می‌کنم، لطفاً بیا بیرون.» گفت: «نه!»

دیگه نمی‌تونستم نفس بکشم، دود زیاد جای همه هوایی که می‌شد نفس کشید رو گرفت. برای آخرین بار کوبیدم رو در و گفتم: «مادر توروخدا بیا بیرون آتیش داره هی بیشتر می‌شه!»

با لحن عجیبی گفت: «اصلاً نمی‌آم!» توی دلم با صدای بلندی بهش گفتم: «به جهنم که نمیای! همینجا بمونو بسوز!»

و طول طولانی راهرو رو دویدم!

در پله‌های اضطراری رو باز کردم، نمی‌دونم چرا همسایه‌ها همونجا ایستاده بودن؟! گیج و مبهوت و جیغ و داد می‌کردن!! اون زن کلمبیایی نشسته بود تو راه پله، همچنان دنیا رو فحش‌کش می‌کرد و پسر تپل کوچیکش گربه‌اش رو بغل کرده بود و گریه می‌کرد.

بهشون گفتم: «واسه چی ایستادین همو تماشا می‌کنید، برین پایین دیگه! باید ساختمون بریزه تکون بخورین، برین پایین دیگه، همه بیای پشت سر من!»

رومو کردم به اون خانم کلمبیایی حس کردم بارداره، بعداً فهمیدم نبود، بلندش کردم و گفتم: «بخاطر خدا آنقدر جیغ نزن، همه‌مون ترسیدیم، بخاطر بچه‌ات، ببین چه ترسیده، داره سکته می‌کنه، مسلط باش زن، پاشو!» با گریه‌ی فراوون بغلم کرد. پسرش کوچیک و چاق بود، سخت می‌تونست پله‌های بِتُنی کوتاه و بلند اضطراری رو بیاد پایین؛ گربه‌اش رو ازش گرفتم و گفتم آروم آروم برو پایین و با قدرت صدای یک افسر ارتش گفتم، همه پشت سر ما بیاین پایین. خیلی طول کشید، اما همه‌مون به سلامت ۱۸ طبقه رو پشت سر گذاشتیم و به فضای بیرون ساختمون رسیدیم. پاره‌های آتش از توی واحدی که در حال سوختن بود به بیرون پرتاب می‌شد و یکیش دقیقاً از روی سر من رد شد و مثل یک شهاب سنگ خورد زمین خیلی شانس آوردم، کلاه وکله کچلم آتش نگرفت.

به بالا نگاه کردم دیدم شعله‌های آتش وحشی به همه طرف زبانه می‌کشید و شیشه‌ها رو خرد می‌کرد، شنیدن صدای آژیر آتش‌نشانی اشک شُکرآمیزم رو

درآورد، خودم رو بغل کردم و گفتم خدایا ممنونم که آتش‌نشان‌ها رو آنقدر سریع فرستادی، کمکشون کن زودتر خاموشش کنن!

نمی‌تونستم سوختن زندگی رو بیشتر ازون ببینم، پشتم رو کردم به آتش و رو کردم به سبزی استادیوم جلوی خونه؛ دستام رو به هم دادم و نفس‌های کوتاه رو عمیق کشیدم. تسبیح مادرم رو لمس کردم و گفتم: «خدایا ممنونم که مراقب همه‌مونی، ممنونم که به آتشنشان‌ها کمک می‌کنی که زودتر خاموشش کنن.»

برخلاف بعضی از مردم که داشتن هیجان‌زده از سوختن خونه‌ی بقیه‌ی مردم فیلم می‌گرفتن؛ تنها چیزی که منو دست به دوربین کرد، ثبت رنگین‌کمان بزرگی بود که توی آسمون پدیدار شد و برای چند لحظه من رو به عالم دیگری برد؛ می‌شنیدم که یک خانم جوان که ساکن ساختمان بغلی بود، به شوخی می‌گفت امروز ۱۱ ماه ۱۱ هست و انرژی زمین بالاست و زده به ساختمون! و این باعث خنده‌ی چند نفر دورش هم شد، بعد از بیست دقیقه آتیش مهار شد. می‌دونستم می‌شه؛ اما مشارکت در مشاهده‌ی این تجربه‌ی ترسناک رو حتی به خواب هم نمی‌دیدم، اصلاً فکرش رو هم نمی‌کردم که آتش این اتفاق دامن من رو هم می‌گیره. هوووووف... با اینکه حدوداً چهار ماه از این اتفاق گذشته، هنوز موقع نوشتنش دستام یخ می‌شه و نفسم می‌گیره نفس‌های عمیق و یک لیوان آب و بغل‌کردن خودم اوضاع رو بهتر می‌کنه؛ پس فعلاً با اجازه.

چند ساعت بعد از مهار آتش‌سوزی همچنان بهت‌زده بودیم. دوستانمون اومدن و ما رو به خونه‌شون بردن. چای داغ و زرشک‌پلو با مرغ خوردیم، تقریباً تا چند روز بعد از این اتفاق در تمام لحظات گیج بودم؛ نمی‌تونستم خوب فکر کنم که چی داره یا قراره اتفاق بیفته، اما از یک چیز خیلی مطمئن بودم، اینکه چقدر اون چای لیوانی و زرشک‌پلو با مرغ خوشمزه بود و چسبید.

نمی‌دونستم قدم بعدی چیه؟ تا اینکه فهمیدم گروه‌های مختلفی از طرف دولت کانادا برای کمک به ما اومدن و حداقل ۲۰ خانواده بی‌خونه و بی‌همه‌چیز شده بودن. رفتم به مرکز عملیاتشون. همه‌ی اون بیست خانواده جمع شده بودن یکجا و این دوستان داشتن آمار می‌گرفتن ازشون که چند نفرن و یک چیز ضروری برای امشب رو می‌تونن براشون بیارن از خونه بیرون، خیلی‌ها سن‌شون بالا بود و مهارت مکالمه‌ی انگلیسی نداشتن. دیدم کارشون سخت شده و زیاد، بهشون پیشنهاد کمک دادم. رئیس آتش‌نشان‌ها که یک خانم میانسال بود، گفت: «البته که ممنون می‌شیم که به ما کمک می‌کنی!»

شروع کردیم به سؤال جواب به و پر کردن فرم‌ها با اطلاعات خانواده‌های آسیب دیده! و همه چیز خیلی بهتر شد.

ازم پرسید: «با کدوم سازمان کار می‌کنی؟»

جواب دادم: «سازمان؟؟ آآ... من سازمان خاصی که ندارم.»

گفت: «پس چی؟»

جواب دادم: «فقط زبانم بهتره از این دوستان، وگرنه منم تو شرایط مشابه‌م، منم ساکن همون ساختمونم.»

یهو چشماش گرد شد؛ «وای! خیلی متأسفم و خیلی ممنونم که با این که آسیب دیده هستی باز داری به ما و بقیه‌ی همسایه‌هات کمک می‌کنی.»

گفتم: «هر کاری که از دستم بربیاد، حتماً.»

با یک نگاه قشنگ و مهربان زد رو شونه‌ام و گفت: «خب بیا ادامه بدیم.»

و خب پر واضح بود که بعد از داشتن یک مترجم خوش‌رو مثل من ،همه‌چیز خیلی بهتر پیش رفت.

بعدها متوجه شدیم بر طبق شواهد و شرایط گویا برای بازگشت به اون خونه هیچ امیدی باقی نمونده، پس اون گروه مدیریت بحران تا یک ماه برای سکونت به ما هتل دادن. که یک جایی رو پیدا کنیم و حدود ۳۰۰ دلار برای خورد و خوراک و لباس. من ممنون بودم از بابت همه‌ی مهر و حمایتشون. بهم کمک کردن سه تا از تابلوهای هنری ارزشمندم و داروهای شیمی‌درمانیم رو نجات بدم. با خودم فکر کردم این‌ها کافیه برای اینکه حالم بهتر بشه و اگر منصفانه نگاه کنیم، تأثیر داشت اما اصلاً کافی نبود. شب‌ها به طرز فجیعی احساسات حمله می‌کردن بهم و اشکامو درمی‌آورد و خوندن هیچ کتابی یا تماشا کردن هیچ برنامه‌ای یا گوش‌دادن به هیچ آهنگ و پادکستی باعث بهتر شدن حالم نمی‌شد.

برای منی که اغلب خودآگاه بودم و هشیار، فهمیدن حال خودم برام خیلی سخت شده بود. ولی از یک چیز مطمئن بودم، بی‌نهایت بغل می‌خواستم

و تا ته دنیا دلتنگ خانوادم بودم؛ خانواده‌ای که باوجود دو هفته گذشتن از این اتفاق تازه، هنوز از داستان آتش‌سوزی خونه اطلاعی نداشتن. چی می‌تونستم بگم آخه؟ خالی‌تر از هر وقت، دوباره افتاده بودم به جون خودم و مدام از خودم می‌پرسیدم: «من اینجا دارم دقیقاً چکار می‌کنم؟ چرا باید تنهای تنها با این همه چالش روبه‌رو شم؟»

اگرچه با این احساس آشنایی داشتم، دقیقاً با این وضعیت که باز انگار زندگی منو پرت کرده به کورترین نقطه‌های هستی. این احساس رو در تونل تاریک شیمی‌درمانی هم داشتم و دوباره تجربه‌اش می‌کردم، ولی این‌بار با دردی بیشتر، حاصل از دست‌دادن اندک وسایل زندگیم که تنها دلگرمی‌های ارزشمند من بودند. مخصوصاً برای کوله‌ی کوهنوردیم و کفش‌های کوهم خیلی دلم تنگ می‌شد و روزی که فهمیدم دیگه دستامون بهم نمی‌رسه، خیلی گریه کردم.

اتاق ۲۲۱ هتل نورث ونکوور

یک اتاق دو تخته‌ی تمیز، مرتب و دوست‌داشتنی پناهگاه من برای شب‌های بی‌قراریم بود که توی این اتاق، اتفاقات ارزشمندی افتاد. مثل این اتفاق که من فهمیدم از پسِ تحمل همه‌ی این اتفاقات برنمی‌آم، من در این اتاق بود که دستانم رو به علامت تسلیم در مقابل زندگی و اتفاقاتش بالا بردم. تصمیم مهمی گرفتم که بالاخره تقاضای کمک کنم و این کار رو با ضبط کردن یک ویدیو کردم. خوب فکر کردم به اینکه چی می‌خوام بگم و چه کمکی نیاز دارم. به این نتیجه رسیدم در یک کلیپ سه دقیقه‌ای از خودم، شیمی‌درمانی، آتش‌سوزی، هنرمندیم بگم و از مردم بخوام با تهیه‌ی کارهای هنری من، زندگی و امید من رو حمایت کنن و این رو در گروه‌های مختلفی که بودم به اشتراک گذاشتم.

عصر، ویدیو رو به اشتراک گذاشتم و شب، به‌خاطر حجم زیاد پیام‌های حاوی «سلام قهرمان، چطور می‌تونیم کمکت کنیم؟» «سلام دختر بی‌نظیر و قوی، تو واقعاً حرف نداری.» و مشابه این جملات از کلی آدم جدید، متوجه شدم این ویدیو خیلی خوب دست‌به‌دست چرخیده و به چشم اومده و حرف‌های من که از دلم بر اومده بود، به دل خیلی‌ها نشسته و اصطلاحاً وایرال شده.

خدا می‌دونه دیدن هر کدوم از این پیام‌ها چقدرررر می‌چسبید. مردم داشتن متوجه حضور و دوام درخشان من در کارزارهای بی‌توقف زندگی می‌شدن، مخصوصاً وقتی می‌دیدن هنرمند و با ذوق هستم؛ مخصوصاً وقتی دیدن به‌خاطر عوارض شیمی‌درمانی کچلم، ولی همچنان امیدوار و پر از روح

و نورم، وقتی دیدن در گذر از این تاریکی‌ها تنها بودم، و حالا در این رویداد خانمان‌سوز هم تنها هستم، مرام و معرفت به خرج دادن و در ادامه‌ی مسیر نذاشتن تنها بمونم. و این شد دروازه‌ی ورود من به قلب هموطنان نازنینم در ونکوور. اون‌ها به من گفتند: «چقدر اسمت برازنده توعه نورا و تلاش تو برای زنده‌گی کردن قابل ستایش هست» و من تقریباً غرق بودم در حس گرمای محبت‌شون و با این مهر روشن‌تر و درخشان‌تر می‌شدم.

در همین اتاق ۲۲۱ شبکه تلوزیونی پرواز با من مصاحبه کرد و چند قطعه از کارهای هنریم رو نشون داد و نشریه همیاری ایرانیان، گفتگویی صمیمی با من رو چاپ کرد و در بین صفحات مصاحبه عکس‌هایی از تابلوهای هنریم منتشر کرد و من شروع کردم به تولید بیشتر و هر از گاهی سفارشی و مشغول بودم به خلق آثار جدید که سرشار از نور و شادی و عشق بود، خیلی حالم رو بهتر می‌کرد؛ پس من بدون توقف ادامه می‌دادم و می‌تونستم حس کنم که اگه قرار باشه تا آخر دنیا این کار رو می‌کنم، هنرمندی و پاشیدن رنگ عشق و زندگی به لحظات.

۱۳ ژانویه ۲۰۲۵، کافه‌ای در قلب ونکوور

این روزها تقریباً هر روزم در کافه‌ای جدید در ملاقات با انسان‌های نازنینی می‌گذره که بعضیاشون تبدیل می‌شن به دوستان و بعضی‌ها دوستانی نزدیک‌تر. باعث شدن بیشتر از هر وقت بنویسم.

تجربه‌ی جدیدی در جریانه، البته حالا که فکر می‌کنم خیلی هم جدید نیست. اما چون خیلی وقته از هم دور بودیم حس تازگی داره برام، حسی که در زمان‌های قدیم در سفرهای داوطلبانه‌ی زیاد تجربه‌اش می‌کردم.

تقریباً هر روز یک ماجرای تازه و من از این ماجراجویی بسی لذت می‌بردم. این بار اکثر این دوستان جدیدم، هموطنانی هستند که وقتی در جریان اتفاقات زندگی من قرار گرفتند، مشتاق حمایت از من و کمک به من شدند.

گاهی با خودم فکر می‌کنم نورا خانوم شاید اگه این حجم از تاریکی رو تجربه نمی‌کردی و قدرت و شهامتت برای زنده ماندن و عاشقانه زندگی رو پیش بردن رو به رخ دنیا نمی‌کشیدی الان این حجم از نور و محبت رو احساس نمی‌کردی؟

هر چی که هستِ، هرچی که بود، نمی‌خوام زیاد تحلیلش کنم، چون معتقدم آنالیز زیاد قدرت لذت بردن از زندگی رو ازمون می‌دزده، پس روی جریان زندگی سوارم و ازین سواری لذت می‌برم.

تغییرات طلایی

تقریباً سه ماه از آخرین شیمی درمانی می‌گذره و امروز با دکتر جدیدم قرار ملاقات دارم. هنوز گاهی احساس درد و سوزش در سینه‌ام می‌کنم، نمی‌دونم چه دلیلی داره ولی امروز می‌پرسم، می‌خوام که همه چیزو معاینه بکنه. همونطور که بهتون گفتم مدت زمان زیادیه که با بدنم جز از سَرِ شفقت و مهر رفتار نمی‌کنم، با کلام خوب نوازش می‌کنم خودم رو، و در هر روز زندگیم، احساس عزت و رهایی فراوان دارم. حس بی‌نظیری دارم، وقتی هر روز صبح بهترین لباس‌هام رو می‌پوشم، بعدش یک صبحانه گرم و تازه میل می‌کنم و بعد میرم سراغ کارهام و در همه حال آماده شنیدن خبرهای خوبم. و این کاری هست که من هر روز می‌کنم، انتخاب می‌کنم که شاد باشم: «I choose to be happy».

انتخاب می‌کنم که بهترین‌هام رو هر روز استفاده کنم و اون روز رو بی‌نهایت استفاده کنم ازش. به خودم که توی آینه نگاه می‌کنم، موهامو می‌بینم که خوووب پُرپُشت داره پیش می‌ره و احساس ذوق نوزادی رو دارم که داره همه چیز رو برای بار اول تجربه می‌کنه، البته مطمئن نیستم نوزاد در اون سن کم اصلاً براش اهمیتی داره که داره مو درمیاره یا نه :) اما خب من ذوق می‌کنم و حتی واسه اینکه حجم موهایی که بور و سفید داره درمیاد بیشتر به چشم بیاد تیره‌شون کردم؛ البته با رنگ کاملاً وِگان گیاهی.

تصمیم دارم وقتی بلندتر شد برم تو کار موهای رنگی رنگی مثل قبل، اصلاً نمی‌خوام غم دیدن موهای سفید تو سرم رو به دل راه بدم مگر اینکه

سفیدی قشنگی باشه. به شمام توصیه می‌کنم هر چیزی رو که حال بد و احساس غم و از دست دادن بهتون می‌ده خیلی راحت با گزینه‌های موجود جایگزین کنید. به زندگی روح و عشق و رنگ خودتون بپاشید و نترسید اگه اون چیزی رو که انجام می‌دین، خیلیا ممکنه انجام ندن یا تأیید نکنن. بالاخره از یک جا باید شروع کنیم، اونطور که دوست داریم باشیم و بی‌مهابا بدرخشیم، به نظرم مهم‌ترین تأییدی که تو این دنیا باید بگیریم، تأیید خودمون از خودمون و خدامونه، همین.

داشتم می‌گفتم که امروز یک قرار ملاقات با دکترم دارم، الان که دارم اینو می‌نویسم توی کلیسای زیبا نشستم و چشمامو که بستم به این فکر کردم، خداوندا ممنونم که بار دیگه این ارزشمندترین هدیه‌های هستی یعنی ایمان به خودت و سلامتی کامل و فرصت و توفیق خدمت به جهانیان رو نصیب من کردی و می‌کنی و خواهی کرد؛ احساس می‌کنم نوشتن این کتاب یکی از همون توفیقات خدمته که فرصت و دانش و ذوق نوشتن این خطوط این کتاب رو بهم داده، کتاب‌های زیادی خوندم این چندساله، متون مختلف معنوی و زندگینامه و امثالهم و براساس تجربه‌هام و عکس‌العمل‌هام مطمئنم کلام من قراره باعث افزایش امید و نور باشه و من شدم همراه خدا بر این مأموریت مقدس و همواره به زبانم جاریه که ممنونم که با منی و حس اینکه در این لحظه هم، خودم رو در آغوش تو احساس می‌کنم بی‌نظیره؛ خیلی وقتا می‌شه که برای آروم گرفتن به دنبال یک فضای معنوی می‌گردم، این فضای معنوی می‌تونه یک کلیسا، یک مسجد، یک معبد یا حتی در طبیعت ناب باشه، امروز نوبت کلیساست و خوشبختانه کانادا کشوری هست که

همه‌ی این‌ها رو داره و به خاطر جمعیت بیشتر مسیحی کلیساهاش خیلی بیشتره؛ و حالا من سرشار از حس خوبم و اشک و به خودم این اجازه رو می‌دم که ببارم، دلیلش هرچی که می‌خواد باشه، یک شعر قشنگ درباره‌ی زیبایی گریه کردن بلدم که می‌گه: «نسبتی دارند با هم آب و گل، اشک می‌شوید غبار از چشم دل.»

خلاصه که با دلی سبک و روحی سرفراز دارم می‌رم یک ماچای خوشمزه بگیرم و با اتوبوس به بیمارستان برسم.

همچنان برام دعا کنید تا با خبرای خوب برگردم پیشتون آمیییییییییییین.

۲۲ ژانویه ۲۰۲۵ هست و حال و روزم تعریفی نیست!

برخلاف همیشه که حرف‌های دکترام رو باور می‌کردم، این بار اصلاً دلم نمی‌خواست حرفاشونو قبول کنم، اینکه می‌گن درمانت طولانی مدت خواهد بود، سقف زمانی وجود نداره و در کنارش مادربزرگی که لطف کرده بود و اجازه زندگی با خودش رو به من داده بود که من از بابت مکان زندگی خیالم راحت بود، بهم گفت که تا آخر این ماه می‌تونه پذیرای من باشه و بهتره هرچه زودتر دنبال جا بگردم؛ و من چقدر شنیدن این جملات رو دوست ندارم. تصاویری که از ذهنم می‌گذره تموم سختی‌های که کشیدم گویا داره کش دار می‌شه و من کمی صبرم رو به آخراشه انگار...

از طرف دیگه با خودم این فکر رو دارم که نورا داری دوباره آزمایش می‌شی، وقت نشون دادن ایمانت هست؛ ایمان به اینکه معجزه در راهه و همیشه در ناامیدترین لحظات نور امید تابونده بر پیکر بی‌جان من و من رو زنده کرده به عشق خودش. اما خب از اونجا که مغز راحت‌تره با احساس بازندگی، منم نمی‌خوام بهش رو بدم. ولی خب، از طرفی ام میگم منم آدمم و الان می‌خوام اون روی ضعیف و خسته‌ام رو زندگی کنم و با اشک دل غبار غم بشویم از چشم دل...

ولی قول می‌دم زیاد طولش ندم و زودی برگردم.

راستی کی میاد بغل‌هامونو باهم به اشتراک بگذاریم؟

سخت نیاز دارم بهش.

چای هِل‌دار

این شب‌ها که بعد از یک روز پُر کار به خونه می‌رسم، به یاد خاطرات خوب و برای رفع دلتنگی در تنهایی که گاهی بد بهم حمله می‌کنه، برای خودم چای هل‌دار دم می‌کنم، ولی خب چیزی که واضحه اون لذتی که می‌خوام رو نمی‌ده بهم و خب فکر کنم دلیلش مشخصاً محیطی هست و آدم‌هایی که نوشیدن چای هل‌دار در کنارشون کیف می‌داد. من بهترین چایی‌های هل‌دار عمرم رو خونه‌ی مامان و بابام نوش جان کردم. دوماه قبل از اومدنم به کانادا پیش اون‌ها زندگی کردم. هر روز ارزشمندی که پیششون بودم، بعد از ناهار یه چُرتی می‌زدن و من لحظه‌شماری می‌کردم تا حول و حوش ساعت۳:۳۰ بعد از ظهر برسه؛ دقیقاً وقتی که آفتاب گرمی کل خونه رو روشن کرده بود، می‌رفتم آشپرخونه، آب جوشش رو می‌ذاشتم و مامانم چایی اصل شمال دم می‌کرد و می‌گفت برای دخترم توش هل ریختم و من عشق می‌کردم ازین پذیرایی ویژه که معمولاً کیک یا شیرینی یا خرما هم کنارش بود و کنارش کل‌کل‌های همیشگی ما که بابام کم‌تر شیرینی بخوره و کنار همه‌ی این‌ها در این جمع مصفا کلی گپ می‌زدیم و من تقریباً روزی نبود که از بابام نخوام یک جُک بی‌مزه رو برای بار هزارم تعریف کنه و چقدر خوشبختم که اون قبول می‌کرد و این پدر طناز من و به چه قشنگی این کارو می‌کرد، ما بچه‌ها هم برای بار هزارم از ته دل می‌خندیدیم و عین هزار بار مامانم با یک نگاه خاصی به ما می‌گفت: «مَستین شما؟ من که تو چای فقط هِل ریختم؟» و من می‌گفتم به اضافه عشق خالصت و همه بیشتر

می‌خندیدیم و این لابه لا منم قربون صدقه‌اش می‌رفتم که آره مست مِی عشق توییم ماه منیر خانوم. ببین عشقت با ما چه‌ها کرد؟

آخ که چقدر تجربه‌ی این لحظات شیرین بود، نبود؟

باورت بشه یا نه؟ این خاطره، پر مرورترین خاطره در ذهن من در یک سال اخیر هست و مایه‌ی تعجب دوستانم که هر وقت از من می‌پرسن آرزوی الانت چیه؟ یا تصور کن همین الان درمانت تموم شد، اولین کاری که می‌کنی چیه؟ و من هر بار در مطمئن‌ترین حالت خودم می‌گم که بلافاصله برمی‌گردم ایران، برای تجربه‌ی دوباره‌ی مو به موی خاطره‌ی عطر چای هل‌دار و در شگفت و ذوق هستم که حس ناب خوش اون لحظه با اینکه سه سال از آخرین بارش می‌گذره، همچنان قدرتمندترینه در روشن کردن تونل‌های تاریکی که توش بودم.

و حالا با لطف خدا و دوام من و خلاصی از اون سیاهی آماده‌ی دریافت بهترین احوال در کنار خانوادم هستم.

بگو آمین آمین آمین

انتظار اضافه کردن این بخش رو نداشتم. اما نوشتن ازش خالی از لطف نیست که بدونید دقیقاً ۳۶۵ روز قبل من با شکوفه‌های گیلاس و مگونولیای ونکوور زیبا عکس یادگاری گرفتم و امسال در همین روزهای بهاری جراحی در پیش دارم که باقیمانده آثار اون مهمان ناخوانده رو از بدنم خارج کنند و جلسات پرتودرمانی هم بعد از جراحی. قبلاً تو اوایل همین کتاب گفتم که در تمام طول این مسیر درمان از جراحی می‌ترسیدم و سعی کردم یه جورایی بپیچونم این مرحله رو؛ ولی از هر متخصص و آدمی که توی شرایط مشابه بوده می‌پرسم همه می‌گن نورا معطلش نکن و به دکترات اعتماد کن و بذار کَلَکِشو بکنن و درمانت رو کامل کن. منم چشم گویان می‌رم که کارهای قبل از جراحی رو انجام بدم و همچنان مگنولیاها در شکوفه‌ها و من در جریان اعتماد به زندگی غرق زیبایی هستیم.

یکی از تمرین‌هایی که بِهِم نَفَس می‌داد برای ادامه دادن، نوشتن برای نورای آینده بود؛ جایی در دل خیال، که آرزوهام رو زندگی شده می‌دیدم، نه فقط در رؤیا، که در حقیقتی باب دِل. قدرت شگفت‌انگیز این نوشته‌ها مثل یک طناب نجات بود. هر نامه، یادداشتی بود از دل شب، برای مخلوقی که انگار کم نور شده اما قرار بود دوباره بدرخشه. 🌱

اینجا یک نمونه‌ش رو براتون می‌ذارم و از شما هم دعوت می‌کنم حتماً این حال رو به خودتون بدید و برای خودتون بنویسید از چیزهایی که دوست دارید تجربه کنید. این کار نه تنها در شرایط بیماری بلکه که اکثر مواقع جوابه. هر از گاهی برای نسخه‌ای از خودتون که دوست دارین ملاقاتش کنید، بنویسید و اثرش رو ببینید و کیف کنید.

نامه‌ای از نورای مدل ۲۰۲۶ به نورای مدل ۲۰۲۳ :)

نورا جانم،

سلاااام به روی ماهِت

الان که دارم این سطرها رو می‌نویسم، نزدیکای غروبِ آفتابه. حیاط رو تازه آب‌پاشی کردم، هوا بوی خاک نم‌خورده گرفته. جمع‌مون جَمعِه؛ حتی فاطمه و رضا هم با بچه‌ها از آمریکا اومدن و توی ایوان خونه‌ی بابا نشستیم مامان چای هِل‌دار دم کرده و سارا کیکِ خیس پُخته، یارِ قشنگم رفته نون تازه گرفته، منم دارم سفره می‌ندازم و پنیرو گردو و کره و مربا رو می‌آرم و همزمان بابا رفته رو منبر جُک‌های بیمزه‌ش و همه‌مون داریم از ته دِل می‌خندیم شیفته‌ی این لحظه‌ام. الهی شُکر.

آفتاب از لای برگای سبز درخت انگورمون رد شده و غوره‌ها می‌درخشن نسیم مطبوعی موهای بلندمو کنار می‌زنه، همون موهایی که یه روز در ناباوری ازشون دل کَندَم و... حالا برگشتن؛ قوی‌تر، خوش‌رنگ‌تر. خیلی جالبه باوجود اینکه اون روزای تاریک تموم شدن، اما روشنی‌ای که از دلشون بیرون اومد، هنوز با منه و هزاربار الهی شکر بابتش!

دیگه از درد و ترس و تنهایی و حسرت خبری نیست، می‌خوام بدونی همه جوره بهت افتخار می‌کنم تو با عشق و مِهر و صبوری دنیا رو روشن‌تر کردی حالا به من بگو مگه می‌شه به این تصاویر فکر کرد و حال نکرد؟

نه والا، نه بالله

میگما نورا شاید این تنهایی‌ا و تاریکی‌ها برای کشف نور درونمون لازم بوده، ها؟

بقول اهوار ایمان عزیز:

باور نکُن تنهاییت را

من در تو پنهانم تو در من .

از من به من نزدیک‌تر تو،

ازتو به تو نزدیک‌تر من.

می‌خوام بدونی من همیشه با تو بودم از گذشته، همین حالا که این‌ها رو برات می‌نویسم و در آینده‌ای نزدیک که نسخه‌ای درخشان‌تری از تورو در آغوش می‌گیرم. با تمام سلول‌هام دوستت دارم.

نورای ۲۰۲۶ ❃

می‌بینی چه دختر خوبی‌م!؟ :)

با خودم اینطور عهد بستم که در تولدم امسالم در ۳۱ تیر، کاملاً سلامت روبروی خودم در آینه می‌ایستم و سانت به سانت این بدن رو می‌بوسم و برای قدردانی از خودم و جشن گرفتن این فرصت دوباره زندگی یک سفر طبیعت‌گردی متفاوت رو با دوستان نازنینم تجربه می‌کنم.

یادت باشه این تکنیک خیلی کارسازیه که به تو قدرت عبور از مراحل سخت یا تونل‌های بی سر و ته رو می‌ده. یادت بمونه تو قدرت اینو داری که فکرهاتو در مسیری که دوست داری هدایت کنی یادت باشه زندگی هرچقدرم سخت بگذره باز هم کارهایی هست که می‌تونی انجام بدی وخوشحال باشی.

لطفا اینو هر روز هر نفس تکرار کن که زندگی همیشه از من حمایت می‌کنه حتی وقتی اصلاً اینطور بنظر نمیاد. حواست به تصویر بزرگتر زندگیت باشه که پُر می‌شه از تویی که ترسیدی اما با شهامت قدم بعدی رو برداشتی، نمی‌دیدی اما ایمان داشتی و ادامه دادی و بدون ما در همه هستی بهت افتخار می‌کنیم.

داریم می‌رسیم به آخرای کتاب و درک جدیدی که حس می‌کنم با هم بدستش آوردیم؛ خوووب حالیمون شد، که زندگی همه جا سختی خودشو داره. این بستگی به تو داره که کجا، کدوم سختی رو انتخاب می‌کنی برای گذران باقی زندگی.

درک جدیدی در این مرحله از زندگی که باعث شده تصمیم قاطع‌تر و مطمئن‌تری برای بازگشت به ایران بگیرم. تنها قدمی که فاصله دارم از

خرید بلیط بازگشت به وطن، اجازه‌ی دکتر برنارد هستش، ایشون باید تایید کنن که من تکمیل درمان شدم یا درمانی که در خاک پاک وطن قابل اجرا باشه برای من تجویز بکنه، این از من!

می‌رسیم به تو باور کنی یا نه، درسته که در این کتاب، من بیشتر از خودم گفتم، اما همیشه تو رو دیدم و شاید حرف‌های من کمک یا حمایتی باشه برای تو. فکر مراقبت از تو ذهن من رو مشغول می‌کنه خیلی وقت‌ها.

می‌خوام این رو بدونی که در تمام این مسیر هرگز احساس نکردم و نمی‌کنم که از هم جدا هستیم و بهت این اطمینان رو می‌دم که تمام راز قدرتمند بودن و دوام آوردن من در کارزارهای زندگی برای پیروزی اُمید در تو بوده.

برای اینکه اگه به هر دلیلی دچار غم دلتنگی و دوری از خانواده و وطن شدی یا دچار چالش‌های سلامتی شدی، یا جدا شدی یا خانه‌ات سوخت، بدونی که تنها نبودی و نیستی و احتمالاً زیاد تا دنیا دنیاست، آخرین نفر هم نخواهی بود. امیدوارم چیزهایی که در روزهای سخت دلت رو گرم و روشن می‌کنه، یا به تعبیر من چای‌هل‌دار زندگیت رو بشناسی، یا پیداش کنی و حسابی ازش لذت ببری و پیروز کارزارهای زندگی باشی.

من ایمان دارم به درستی این کار که ما با مراقبت از هم و آغوش‌های به موقع تحمل اوضاع سخت رو برای هم راحت‌تر می‌کنیم و آمار عددی و کیفی امید به زندگی رو افزایش می‌دیم.

مطمئنم حالا که این کتاب رو می‌خونی، با این همه جزییات می‌تونی بهتر بهش فکر کنی و می‌خوام اینو بدونی که روی من می‌تونی حساب کنی اگه خواستی بیشتر درباره‌اش باهم حرف بزنیم.

می‌دونی عزیزم به نظرم لازمه، برای بالا بردن کیفیت تصمیماتت، هر چند وقت یک بار به این مسئله فکر کنی، خوب فکر کن به مسیر، چه اونی که تا الان اومدی، چه اونی که پیش روته، قرار نیست چیزی رو پیش‌بینی کنیم، فقط می‌خوایم ببینیم در طول این مسیر چقدر داریم به خودمون و حال خوبمون نزدیک‌تر می‌شیم، شایدم داریم ازش دورتر می‌شیم؟

و خب، این پرسش‌ها و مکث‌ها باعث می‌شه به موقع ترمزها رو بکشیم و خدای نکرده با سر تو شیشه نریم، و دور برگردون رو با سختی کم‌تری پشت سر بگذاریم

حالا که این پاراگراف‌های آخر رو می‌نویسم در کتابخانه‌ی مرکزی ونکوور هستم، طبقه‌ی ۸ و همین الان روبه‌روی من، دختر زیبای آفریقایی ظاهر شد و ازم پرسید: «سلام؛ می‌تونم صندلی روبه‌روت بشینم؟» به محض اینکه دیدمش، با لبخند بهش سلام کردم و گفتم: «البته عزیزم» چه صورت زیبایی داشت، پوستی براق با مژه‌های بلند، ناخن‌های بلندتر و رنگی رنگی، موهای بلند و غمی فراوان در چشم‌های زیباش، همین الان که دارم اینو می‌نویسم دست به گوشی شد و با شخص آن طرف تماس با زبانی که احتمالاً نیجریه‌ای هست صحبت می‌کنه؛ آهی کشید و اشکی از چشماش جاری شد و ادامه صحبت‌هایی که دیگه نمی‌شنَوَمِشون ..

اگر مثل من به خودشناسی و جامعه‌شناسی علاقه داشته باشی، احتمالاً تماشای مردم و زندگیشون رو دوست خواهی داشت و چیزی که من بیشتر دوسش دارم، اینه که داستان پشت این چهره‌های غم‌زده‌ی بهت‌زده، هیجان‌زده، خوشحال و گاهی وحشت‌زده... رو بدونم، گاهی ذهنم یک خیابون پُر آدم رو تشبیه می‌کنه به یک ساختمان بلند و آدم‌ها پنجره‌های این برج هستند و یادم میاد همیشه دوست داشتم ببینم پشت این پنجره‌ها که گاهی پرده‌های توری دارند، گاهی پرده‌های ضخیم و گاهی هیچ پرده‌ای ندارند، گاهی چراغاشون خاموشه و گاهی روشن، گاهی پنجره‌ها بسته‌اند و گاهی باز و نیمه باز چه خبره؟

هر آدمیزاد برای من یک پنجره است رو به دنیای تازه و به گفته‌ی شکسپیر عزیز: «چشم‌های آدمیزاد دریچه‌ی روح اوست.»

البته به جدی شدن این بخش کتاب خیلی دقت نکن، چون قطعاً بررسی‌های پنجره‌ای من با شوخ‌طبعی فراوان همراهه؛ :) یعنی بیشتر از در خنده و مطرح کردن یک جمله‌ی باحال سر صحبت رو با آدم‌ها باز می‌کنم. شاید به همین دلیل هست که از دیدن دوربین مخفی یا استندآپ کمدی‌های معنادار خیلی لذت می‌برم، وقتی مردم رو در ساده‌ترین و طبیعی‌ترین حالتشون ملاقات می‌کنی و گفتگوهای جالب و انرژی‌های تأثیرگذار خلق می‌شه.

دیدن اشک چشم این دوست آفریقاییم حواسم رو به کل پرت کرده از همه چیز و به خودش جمع کرده، نکنه اونم در جایگاه نورای ۶ ماه پیشه؟ نکنه احساس دلتنگی و تنهایی چشماش رو خیس کرده؛ دستم رو به سمتش دراز کردم و گفتم عزیزم نمی‌خوام بپرسم چی شده یا بگم گریه نکن؛ بغل

می‌خوای؟ دستمو گرفت و تشکر کرد یک بغل ۱ ثانیه‌ای داشتیم و قبل از اینکه فرصتی بشه بیشتر باهاش حرف بزنم، دوباره گوشیش زنگ خورد و گفت که باید بره و به چشم هم زدنی دور شد. با نگاهم و لبخندم بدرقه‌اش کردم تا رسید به پله برقی و از همون دور بهم دست تکون داد.

در همین زمان پیام ناشر نازنینم روی گوشیم ظاهر میشه که ایمیلم رو براش بفرستم، چون لازمه هماهنگی‌هایی کنیم برای انتشار کتابی که شما خواننده‌ی عزیز الان درحال خوندنش هستی.

نکته‌ی مهم بعدی که می‌خوام نورم رو روش بندازم این هست که بر اساس تجربه و تا اطلاع ثانوی هیچ مجوزی برای زندگی جاودانه در همین بدن به هیچ کسی ندادند، هنوز و ظاهراً فعلاً به همه‌مون پلاک عبور موقت از این دنیا رو دادند.

فرهاد دریای عزیز در یک از ماندگارترین آهنگ‌هاش می‌گه:

«دنیا گذران و کار دنیا گذران

خوش پیر شوی ای یار جوان

من نغمه‌سرای دل عاشق بسران»

و به نظرم چیزی که اهمیت داره و ارزشمند می‌کنه زندگی‌های مارو، این هست که در طول و عرض این سفر چقدر به خود سرحال و سرکیفمون نزدیک‌تر شدیم، چه ارزش‌هایی رو زندگی و یادآوری کردیم و اگه این‌ها مارو به هدف اصلی خلقت رسوند که اتصالمون به هم هست، دمت گرم

تو موفق شدی و حالا دیگه به سوی پروردگارت برگرد، راضی و شاد و خوشحال.

اگرم نه که خب این بشه یه یادآوری برای همه‌مون که ازین به بعد هشیارتر پیش بریم.

حقیقتش نمی‌دونم خوندن کتاب نورا و دیدن من در مسیرهای پر چالش، چه تأثیری بر ذهن و زندگی تو گذاشته یا خواهد گذاشت، اما از صمیم قلب آرزو دارم که تجربه‌ی عبور سلامت من، دست در دست خدا، از تاریکی‌های بی‌شمار و به ظاهر ناتمام این مقطع از زندگی که روشنایی ویژه‌ای به مسیر کلی و تصویر بزرگ‌تر زندگی من بخشیده، بتونه قلب تو عزیزدلم رو هم گرم و روشن بکنه.

امیدوارم این درخشش، راه تو رو هم نورانی‌تر بکنه و امید رو در جانت زنده نگه داره.

کی می‌رسیم به مقصد؟

هیچ‌کسی نمی‌دونه، یا به اعتقاد من تو به مقصد رسیده‌ای اگر در هر روز زندگیت زمانی ویژه برای بغل کردن خودت و قدردانی از زندگی و موهبت‌هات و معاشرت با کسانی که عاشق توان و تو هم به اون‌ها عشق می‌ورزی داشته باشی، ازت می‌خوام هر شب قبل رفتن به رختخواب صرف نظر ازینکه چه روزی داشتی، موقع مسواک زدن در آینه، به غیر از دندان‌هات به چشمات هم دقت کنی، برای لحظاتی مکث کنی؛ در این مکث به خودت زل بزنی و ازین اتصال درونی و عشق به خودت، غرق لذت و شکر بشی.

منم به همتون قول می‌دم تا جایی که جون دارم و فرصت سخن، از عشق و شوق زندگی و ارزشمندی آغوش گرفتن هم و زیبایی دیدن دست‌های به هم گره خوردمون و گرمی دلهای به هم پیوسته مون بگم.

خیلی دوست داشتم حافظه‌ام یاری می‌کرد اسم تمامی کسانی که در این مدت جلوی دیده‌ام یا پشت اون بودند رو برای قدردانی اینجا بنویسم. می‌دونم کامل نمی‌شه با این حال تمام تلاشم رو می‌کنم قدردانی کنم از: خالق مهربانم که ایمان به حضورش ارزشمندترین دارایی من هست. متشکرم از نورا و همت و ذوق و پشتکار ستودنیم برای گذر تماشایی از این مسیر، و بعد خانواده عزیزم که خدا می‌دونه که در طول این مدت چی گذشت بهمون و چقدر بیشتر عاشق هم شدیم، ماه منیرم، بابا جون علی‌رضام، خواهرام محدثه و فاطمه و سارا، داداشام محمدرضا، فرامرز و رضا، خواهر زاده‌های قند و نباتم امیرعلی و مینو و لیام. امیر اسلامی، مریم سروش نصب، سپهر حجتی، آناهیتا اعلم و میترا، وحیده جان و همگی دوستانم در گروه کُر ونکوور، دکترها و پرستارای نازنینم در بیمارستان‌ها و آزمایشگاه‌های ونکوور، نادیا و نیما؛ جردن و خانواده مهربانش؛ حامی‌های نازنین چاپ کتابم انتشارات بین‌المللی کیدزوکادو مخصوصاً عزیزانم نغمه و نرگس، دکتر زهره انصاری و مریم عزیز که فامیلیش رو به خاطر ندارم، روشنک الهی قمشه‌ای عزیزم، دکتر مجید شرکت، هانیه چوپانی برای ویراستاری اولیه از آلمان؛ شمین ذهبیون برای عکس‌های پرتره‌ی زیبای روی جلد، دوستانِ جانم در ایران نسترن، علی‌جان، محمد عرب، مریم چگینی، مینو علی محمدی، آسمانِ آبی و آرزو، سمیرا و مریم و

پاییز طهرانی، وحید بارچیان و هانیه حسینی که بطور ویژه به قدرت من ایمان داشتند. دوستانم در خانواده اس‌ام‌ای، فامیل‌های عزیزم که در تمام طول این مدت برام انرژی های فراوون می‌فرستادن، یاران نازنینم در کانون هنری کیمیا ونکوور لیلی، مینا، مریم، شهلا و شانا؛ مونا جان، عمو مجید مشیری؛ مادر شهین و آتیا ؛ ژوبین و کجا کافه؛ ریحانه میرجانی؛ فرشید پرنگ، پدربزرگ و مادربزرگ‌های عزیزم در گروه یاران، فرهاد صوفی؛ دکتر مجید سلطان‌زاده، نانا، شراره سلطانی و مجید ماهیچی در شبکه پرواز؛ عرفان و سودابه؛ آزاده جبینی و آرش؛ شیرین؛ مریم پیرا و دوین؛ محسن و بیتا، بنفشه لطفی؛ مرضیه بای و خیریه امیر صدقی؛ مریم پرندک؛ مریم استادی؛ پروین هنرمند، صوفی رحیمی، مریم مشهدی؛ سیما غفارزاده؛ میترا و بهارو باران، عمو کاظم؛ پادکست‌های مجتبی شکوری و ایمان سرورپور، استارباکس و یوتوب، کانون زنان یاران؛ آذر؛ گلناز نوابی؛ پریا؛ امیر حجوانی و پرشین ونکوور؛ سوزان و سوگل؛ پارسا حسینی، امیرحسین دژآلود؛ مریم درویش، شیما و مهسا و سروش، اد گربر و سایر دوستانم در دانشگاه TWU؛ رانندههای داوطلب بیمارستان لطفاً به خوب و مهربان بودنتون ادامه بدید :)

همینطور از طبیعت زیبای ونکوور ممنونم و از دریاچه‌هایی که شنا در اون‌ها شفادهنده است؛ از لذت تنفس هوای تازه؛ از زندگی بخاطر حمایت همیشگیش ممنونم.

قطعاً که این لیست پایانی نداره، مخصوصاً برای منی که اغلب عاشق لحظه لحظه زندگی‌ام.

دارم فکر می‌کنم اسم کتاب بعدیم رو بذارم خونه معجزات؛ می‌خوام بیشتر به رومون بیارم که چقدر غرق موهبتیم و اغلب یادمون می‌ره و خب من می‌نویسم و امیدوارم که اثر این عشق بمونه:)

یادت باشه که من و زندگی دوستت داریم و ممنونت هستیم که زمان ارزشمندت رو برای خوندن کتابم و فکر کردن بهش اختصاص دادی.

حتماً نظراتت رو با ایمیل من Noorapersia@gmail.com در میون بذار.

در پناه نور هستی؛ هستیم.

آخرین ویرایش نورا ساعت ۱۶:۰۶ بعداظهر ۱۶ می ۲۰۲۵

یکشنبه آفتابی به وقت دم کردن چای هِل‌دار در طبقه بیست‌وسوم ساختمانی در مرکز ونکوور زیبا

این کتاب می‌تواند بهترین هدیه باشد:

برای تهیه کتاب در هر جای دنیا و با زبان انگلیسی بار کد زیر را اسکن کنید: